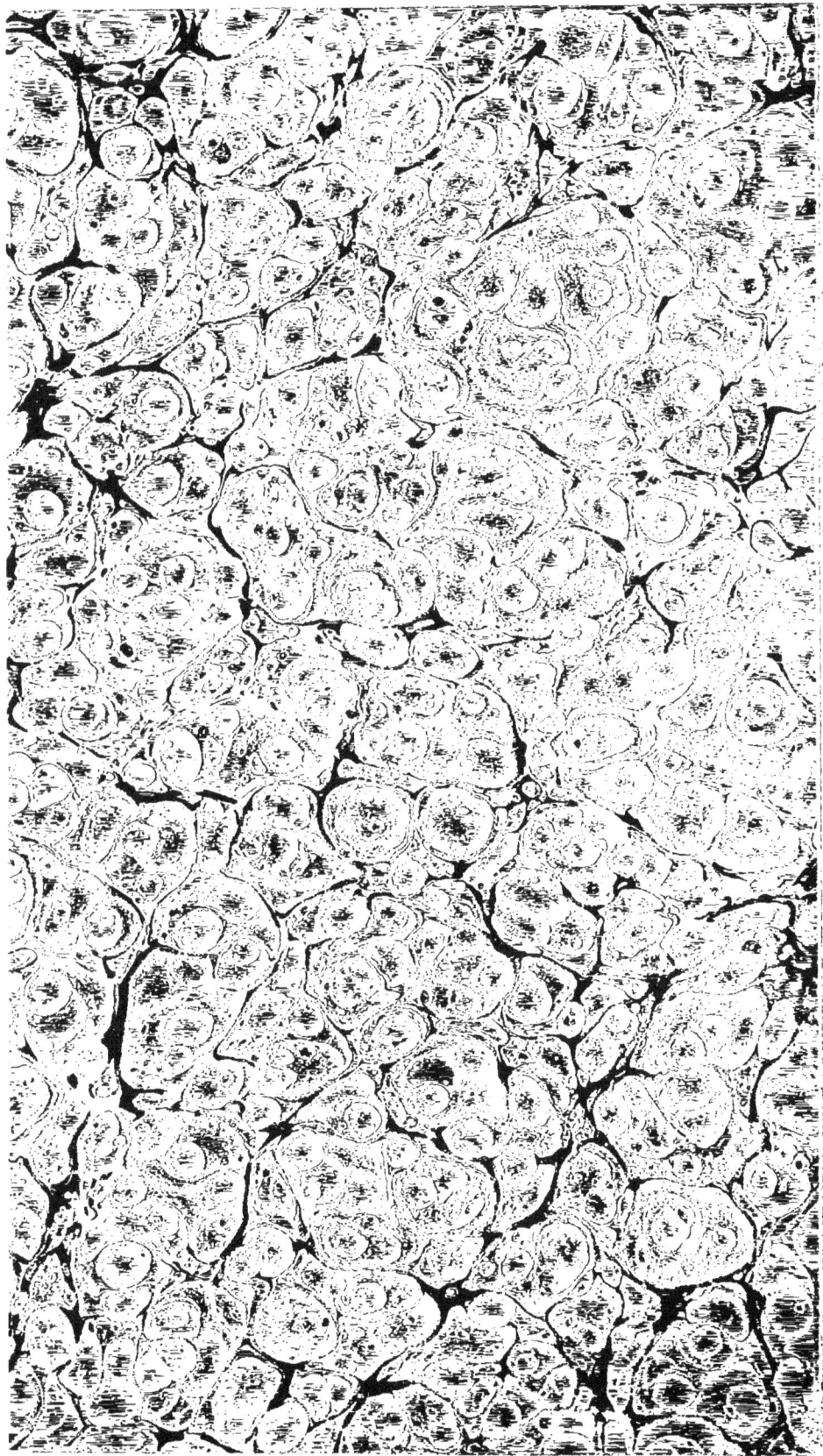

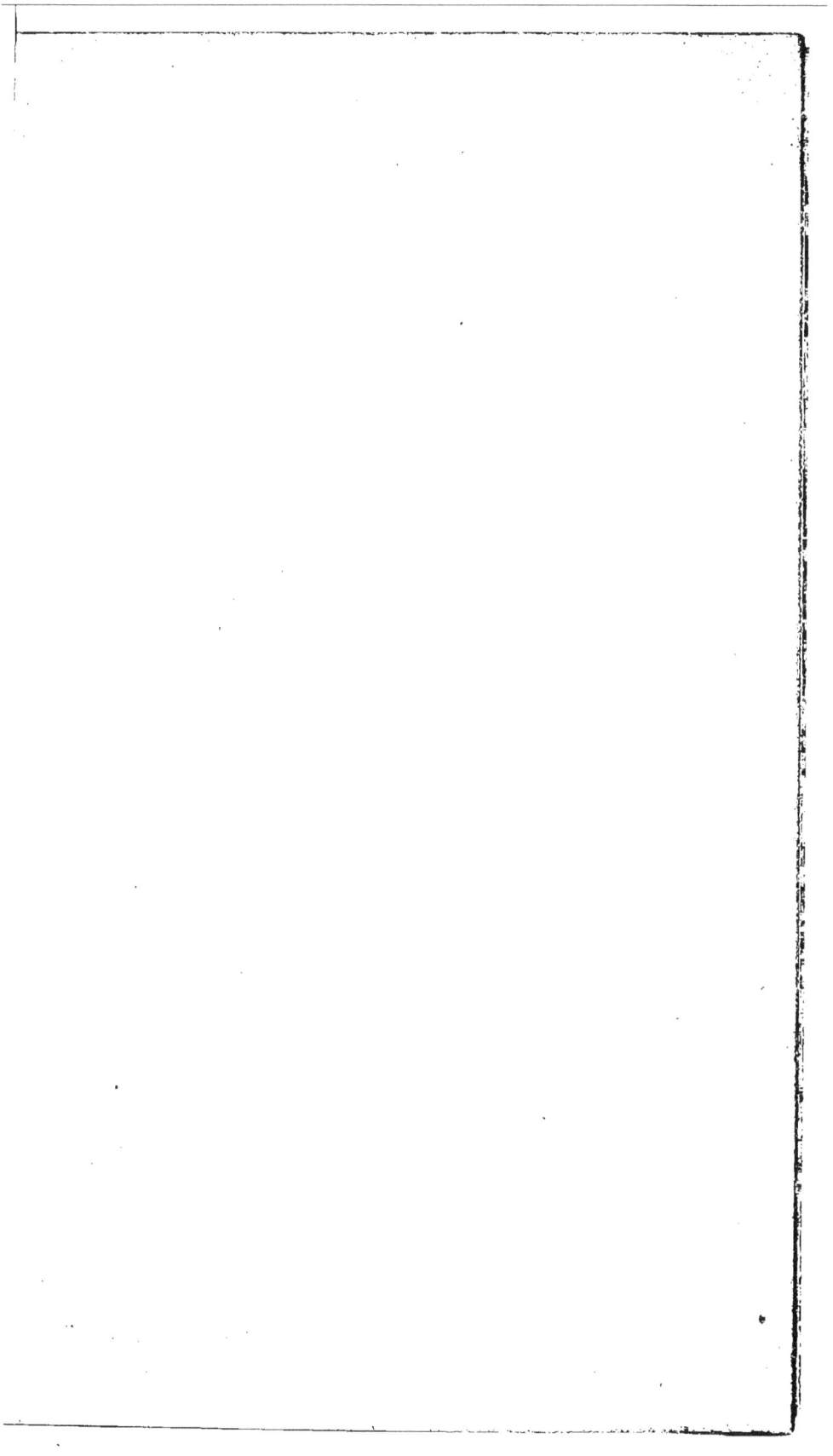

Tb $\frac{64}{142}$

T2660
Afyg

PUISSANCE

DE

L'ÉLECTRICITÉ ANIMALE.

PARIS. — IMPRIMERIE DE P. BAUDOUIN,
Rue et hôtel Mignon, 2.

PUISSANCE

DE

L'ÉLECTRICITÉ ANIMALE.

PARIS. — IMPRIMERIE DE P. BAUDOUIN,
Rue et hôtel Mignon, 2.

PUISSANCE

DE

L'ÉLECTRICITÉ ANIMALE,

OU DU

MAGNÉTISME VITAL

ET DE SES RAPPORTS AVEC LA PHYSIQUE,
LA PHYSIOLOGIE ET LA MÉDECINE.

> « Une somnambule lirait, la tête pliée dans cent aunes
> de toile, toutes les œuvres d'Hippocrate; elle démontrerait
> par A plus B, qu'elle n'y voit goutte par les yeux, que
> tout cela paraîtrait *suspect* à MM. de l'Académie. »
> S. EYMARD, D.-M. *Le Loup et l'Agneau, ou l'Académie*
> *de Médecine et mademoiselle Adolphine.*

Qui nous dévoilera les mystères de la nature?

PAR J. PIGEAIRE,

Docteur en Médecine de la Faculté de Montpellier.

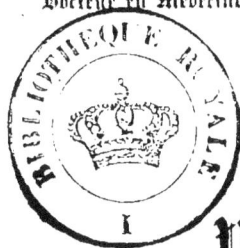

Paris,

DENTU, Palais-Royal, Galerie d'Orléans, 13.
GERMER BAILLIÈRE, rue de l'École-de-Médecine, 17.
L'AUTEUR, rue de la Michodière, 8.

—

1839.

PRÉFACE.

Le temps approche où les phénomènes physiologiques du magnétisme ne seront plus regardés
comme des miracles, comme des merveilles impossibles, et seront ramenés au cadre des autres
actes vitaux tout aussi merveilleux, tout aussi
incompréhensibles, et qu'avoue néanmoins ce
que nous appelons notre raison.

Le Magnétisme, professé depuis longtemps dans
des chaires spéciales à quelques universités du
Nord, prendra en France le rang qui lui appartient

1

parmi les sciences. Il sortira victorieux de l'a-
rêne où on le combat en vain. Sous l'égide de
la vérité et dans l'intérêt de l'humanité, il triom-
phera facilement de quelques adversaires aujourd'hui peu nombreux, qui, au reste, ne lui
opposent que de faibles obstacles, quels que soient
les talents et la position scientifiques qui leur
servent de retranchement.

Le temps n'est plus où l'enseignement de la
chimie, la pratique de l'inoculation, et autres
découvertes importantes, étaient défendus par
arrêts des parlements. L'Académie royale de
Médecine a émancipé le magnétisme dès le
jour où elle a pris la décision de s'occuper de
cette doctrine. Les antagonistes que ce corps
savant compte dans son sein, ont été même utiles
et très utiles à notre cause; leur conduite, nous
le disons sans arrière-pensée, quoique blâmable
sous le rapport moral, a fait plus de bien au magnétisme, que ses sectateurs les plus zélés.

Nous ne craignons pas le ridicule que trois ou
quatre hommes, qui savent tout, ont voulu déverser sur ceux qui étudient et observent les phénomènes magnétiques. Nous dirons avec le docteur Saura : « On aurait beau le prodiguer, l'en-

tasser, jamais on ne l'élèverait au-dessus de notre mépris. Le ridicule, d'ailleurs, est tout entier du côté de ceux qui le répandent sur la doctrine que nous professons, comme le venin est tout entier chez le serpent qui en fait usage ; ils en gardent tous pour eux plus qu'ils n'en versent. »

A Paris, à Lyon, à Grenoble, à Montpellier, à Toulouse, à Bordeaux ; en Belgique, en Prusse, en Hollande et en Angleterre, le magnétisme est, de nos jours, l'objet de l'investigation de plusieurs physiologistes. Bientôt il ne sera plus permis à qui que ce soit de le révoquer en doute. Nous espérons prouver que le fluide nerveux du magné-tiseur, en pénétrant profondément le système nerveux de l'individu soumis à son influence, en portant une action profonde dans tout l'orga-nisme, ne peut, dans beaucoup de cas, être rem-placé par aucun autre moyen thérapeutique.

Le somnambulisme qui nous révèle une si gran-de puissance dans l'organisation de l'homme, en développant de nouveaux modes de perception, en créant, pour ainsi dire, de nouvelles facultés chez l'être humain, appelle les méditations du philosophe qui veut analyser la plus grande mer-veille du Créateur, la pensée humaine. Il peut

venir en aide à notre entendement, et nous fournir d'utiles aperçus que nous aurions ignorés.
Il importe donc au médecin observateur de joindre à ses connaissances l'étude de ces phénomènes et d'en faire une judicieuse application
à l'art de guérir.

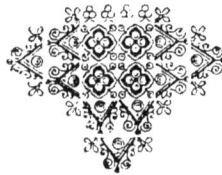

MAGNÉTISME ANIMAL.

CHAPITRE PREMIER.

OBSERVATIONS DE QUELQUES FAITS MAGNÉTIQUES
ADRESSÉES A L'ACADÉMIE ROYALE DE MÉDECINE.

> « La vérité doit être l'idole de celui qui étudie les sciences avec quelque élévation philosophique. »
>
> (ROSTAN, *Dict. de Méd.*, art. Magnétisme).

Singulier rapport de la commission de l'Académie sur les expériences de M. le docteur Berna. Singulier défi aux magnétiseurs. Singulière conclusion de la commission. — Expériences magnétiques faites à Montpellier par MM. Dupotet, Kuhnholtz et Pigeaire. — Somnambules lucides. — Un sourd-muet en rapport avec son magnétiseur. — Une fille très sourde entend ce qu'on lui dit à voix basse. Le bruit la fatigue. — Un élève interne de l'hôpital Saint-Eloi, très incrédule, se soumet à la magnétisation; il éprouve des convulsions violentes. — Une jeune somnambule désigne des objets mis dans une boîte; elle indique les personnes à qui divers autres objets appartiennent.— Lecture faite par la somnambule, les yeux recouverts d'un bandeau opaque. — Invitation à MM. Bouillaud et Dubois (d'Amiens) de voir ce phénomène.

Tous ceux qui s'occupent de magnétisme animal ont vu avec plaisir s'élever une discussion publique

sur les effets de la magnétisation. Les phénomènes
singuliers, souvent merveilleux, et toujours incompréhensibles qui en résultent chez un grand nombre
d'individus, frapperont à la fin les plus incrédules,
lorsque les observations et les expériences faites à
ce sujet seront accompagnées de toutes les circonstances nécessaires à leurs développements. Ces conditions ont essentiellement manqué dans les expériences magnétiques de M. le docteur Berna, en
présence de MM. les commissaires nommés par
l'Académie de Médecine.

M. Berna avait à démontrer l'insensibilité et la
clairvoyance sur deux somnambules magnétiques.
A la simple lecture de la première partie du rapport
de M. Dubois (d'Amiens), où était relaté le programme
des expériences à faire, il était facile de prévoir que
ces expériences manqueraient complètement ou resteraient du moins très incomplètes.

L'anéantissement de la sensibilité externe est le
phénomène le plus rare que produit la magnétisation.
Cet état n'est pas même toujours constant chez les
somnambules tombés en extase. Si, au moment de
l'expérimentation, la sensibilité n'est pas totalement
anéantie, ce dont le magnétiseur ne peut pas être
bien sûr, la piqûre faite à la somnambule par la
main d'une personne qui lui est étrangère, qui ne
se trouve pas en parfait rapport avec elle, pourra
souvent occasioner un trouble violent, développer
une crise nerveuse, des convulsions plus ou moins
fortes chez la somnambule, phénomènes qui accuse-

ront plutôt une sensibilité exaltée, qu'un défaut de
sensibilité. Si l'expérience vient à manquer ou n'est
pas tout à fait concluante, le magnétiseur, quelles que
soient les facultés magnétiques de sa somnambule,
se troublera, et toutes les expériences qui suivront
auront un résultat semblable.

Si parmi les commissaires, il en est quelques
uns qui soient opposés au magnétisme, ils ne seront
pas fâchés de trouver en défaut, et le magnétiseur
et sa somnambule; ils inféreront de ces expériences,
faites inconsidérément, que le magnétisme est un
rêve digne tout au plus d'occuper l'esprit de quelque visionnaire.

Aussi M. Dubois (d'Amiens), dans son compte-
rendu des expériences magnétiques tentées par
M. Berna, commence-t-il son travail par l'extrait des
rapports faits en 1784 sur le magnétisme animal.

Si, pour prouver la non existence du magnétisme,
MM. les commissaires actuels n'ont pour appui que
des rapports qui datent de plus d'un demi-siècle et
les expériences imparfaites dont ils ont été témoins,
la cause du magnétisme n'a rien à craindre. Ces
rapports, au reste, constatent tous des effets produits.
A la vérité, les commissaires attribuèrent ces effets,
non à la magnétisation, mais bien aux attouchements,
à l'imagination et à l'imitation; mais si, par un procédé très simple, si, sans attouchement et sur un
individu endormi ou ignorant ce que c'est que le
magnétisme, des effets semblables se produisent, vous
devez en chercher la cause ailleurs. Vous ne conclurez

donc pas comme eux; vous ne direz pas, et vous ne répéterez pas avec M. Dubois (d'Amiens) : « Le fluide magnétique n'existe pas; le magnétisme animal est nul, et les moyens employés pour le mettre en action sont *dangereux*. »

Si le magnétisme n'existe pas, de quel danger la magnétisation peut-elle être suivie? Quel danger verrons-nous dans le baquet de Mesmer, contenant de l'eau et d'autres matières magnétisées, qui, pour les commissaires, ne devaient être que des corps impropres à porter une action quelconque sur l'économie animale, et d'où sortaient des tiges métalliques dont les malades appliquaient le bout extérieur sur les parties souffrantes de leur corps? Ajoutez, si vous voulez, un piano résonnant dans la salle du traitement magnétique, l'effroi s'emparera-t-il de vos âmes?

Mais un incident fort remarquable, et dont M. Dubois se garde bien de parler, c'est que M. de Jussieu, membre de la commission de 1784, qui avait été le seul des commissaires assidu aux expériences, refusa d'apposer son nom au compte-rendu de ses collègues, et fit lui-même un rapport particulier, dans lequel il reconnaissait l'influence magnétique ou nerveuse d'un individu sur un autre individu.

Si MM. les commissaires actuels avaient vu magnétiser plusieurs fois, si seulement ils avaient médité sur quelques ouvrages modernes qui traitent du magnétisme animal, ils n'auraient pas cité les rap-

ports faits en 1784, puisque aujourd'hui on magnétise très souvent une personne seule, isolée, sans
attouchement aucun, et par conséquent il ne peut y
avoir ni imitation, ni exaltation dans l'imagination
de celui que l'on magnétise.

S'il survient des spasmes nerveux, des convulsions, le magnétiseur les arrête à l'instant même;
il se produit très souvent une douce somnolence,
et quelquefois le somnambulisme, états où les magnétisés éprouvent le plus grand calme, états auxquels
s'opposaient les crises nerveuses suscitées et déve-
loppées par les procédés de Mesmer.

Si vous croyez, messieurs, que les phénomènes
observés soient dus aux causes indiquées dans les
rapports invoqués par M. Dubois, je vous dirai :
« Frappez l'imagination de la manière que vous l'en-
tendrez, mettez ensemble plusieurs individus pour
que l'imitation soit mise en jeu, et vous verrez si
vous faites naître le somnambulisme. »

Si vous me dites : « L'uniformité ennuyeuse des
passes, de même qu'un son monotone long-temps
continué, est la cause du sommeil du magnétisé, » je
vous répondrai : «Dans ce cas, il y aura sommeil naturel, et non somnambulisme. » Dans le sommeil ordinaire, réveil naturel que le moindre bruit peut occasioner. Dans le somnambulisme, réveil impossible
sans le secours du magnétiseur ou d'un objet
magnétisé par lui (1). Après le réveil, oubli complet

_____

(1) Le réveil n'aurait lieu naturellement qu'après un temps plus
ou moins long.

de tout ce qui s'est passé pendant l'état sommambulique.

Grâce aux savants qui se sont occupés du magnétisme animal, les procédés de magnétisation que l'on met aujourd'hui en pratique, et les phénomènes qui en résultent, ne ressemblent pas plus à ce qui se passait sous Mesmer, que la chimie moderne ne ressemble à celle de 1784.

Mesmer, homme de génie, doué d'une grande force de volonté, arrive en France pour y propager sa doctrine. Son baquet magnétique opère des effets extraordinaires qui ont un grand retentissement. Mesmer est persécuté par les corps savants, et veut quitter la France ; cent élèves alors, lui offrent chacun cent louis pour qu'il leur enseigne sa théorie du magnétisme et l'art de magnétiser. Parmi eux, se trouvaient bon nombre de médecins et d'hommes instruits qui, à leur tour, devinrent magnétiseurs. Pas un d'eux n'a renié la doctrine du maître ; pas un d'eux n'a douté de l'agent magnétique. Je vous le demande, messieurs, si le magnétisme eût été une illusion, si Mesmer eût été un vil imposteur, ses élèves ne l'auraient-ils pas accusé d'escroquerie?

M. Deslon, médecin très instruit, et docteur régent de la Faculté de Paris, premier disciple de Mesmer, que, dans son rapport, M. Dubois appelle *un* M. Deslon, fit plus de cent cinquante élèves. La Faculté, jalouse de ses droits, intima à tous ses membres la défense de s'occuper du magnétisme, et l'ordre d'en renier la doctrine. Plusieurs se soumirent à cette injonction ; mais Deslon préféra être rayé du tableau des docteurs régents, que de forfaire à la vérité.

Le magnétisme animal fit ensuite de rapides progrès en France, en Allemagne, et en Prusse. Dans ces divers pays, des hommes hautement placés dans les sciences, après en avoir constaté les effets, l'adoptèrent et le propagèrent avec zèle.

Aucune découverte scientifique n'a été moins lente à se répandre que celle de Mesmer. Dès son début, ses progrès furent tellement rapides, qu'au mois d'octobre 1784, la Société royale de Médecine avait reçu de tous les points de l'Europe un grand nombre de lettres et de mémoires sur ce sujet intéressant. M. Thouret, membre distingué de cette Société, fut chargé de rendre compte de ces documents. Détracteur du magnétisme, M. Thouret, dans son rapport, ne fit mention que de ceux opposés à cette doctrine, et les documents qui la préconisaient furent mis par lui de côté. « Ce rappor-
» teur, dit M. Dubois (d'Amiens), signala une cir-
» constance qu'il considère comme très-honorable
» pour les sciences et pour ceux qui les cultivent ;
» c'est que, dans les villes, dans les états où il y avait
» des universités établies, où l'on cultivait avec suc-
» cès les sciences et les lettres, la *contagion* du
» magnétisme avait été arrêtée. Ainsi, dit-il, à Mont-
» pellier, le magnétisme animal n'avait pu pénétrer,
» tandis qu'à Marseille, il avait fait des prosélytes. »
On aurait pu répondre à M. Thouret : « Le magnétisme n'avait pu pénétrer à Montpellier *parce qu'il*

y avail une Université de Médecine. » Pourquoi la
découverte de la circulation du sang éprouva-t-elle
tant d'obstacles à y être admise? Pourquoi, plus
tard, la vaccine y rencontra-t-elle tant d'adversaires?
On vaccinait, depuis fort long-temps, à Marseille
avant que la vaccine eût pénétré à Montpellier.
M. Dubois n'ignore pas aussi les débats scandaleux
pour la science, que suscita l'emploi de l'antimoine
dans le traitement des maladies. Sont-ce les corps
savants qui ont eu raison, ou quelques médecins
isolés, qui, malgré les arrêts du parlement, firent
usage de cette substance?

Pourquoi, en 1836, M. Dupotet a-t-il éprouvé,
à Montpellier, tant de tracasseries? M. Dupotet, qui
a professé à Paris le magnétisme, qui a fait des expériences si heureuses dans les hôpitaux de la capitale,
se rendit à Montpellier l'année dernière. Il demanda à faire des expériences magnétiques dans les
hôpitaux de cette ville, et des malades lui furent refusés. Il fit annoncer qu'il ferait un cours
public de magnétisme animal, et au jour indiqué
pour l'ouverture de ce cours, des gendarmes reçu-
rent l'ordre de s'emparer de la porte du local où il
devait avoir lieu.

Dans son zèle à remplir les devoirs de sa place,
et ignorant que le magnétisme n'a pas encore
acquis le droit de bourgeoisie parmi les sciences,
M. le recteur de l'Académie de Montpellier, outre-
passant son pouvoir, traduisit M. Dupotet en police
correctionnelle. Un jugement intervint, et le profes-

seur de magnétisme obtint gain de cause. M. le recteur fit appel de ce jugement devant la cour royale. La défense du magnétiseur fut noble ; il parla avec dignité de la doctrine qu'il venait répandre à Montpellier ; il n'eut pas de peine à faire passer sa conviction dans l'esprit de ses juges, et sortit encore victorieux de l'attaque dirigée contre lui.

Ces deux procès eurent pour résultat de donner de la célébrité à M. Dupotet; dans moins de deux mois, il eut à magnétiser plus de cent malades de tout âge, de toute condition, et affectés de maladies diverses. Sa clientelle aurait parfaitement pourvu un hôpital d'incurables.

Croira-t-on qu'excepté M. Lordat et M. Kuhnholtz, aucun autre membre de la Faculté de Médecine ne s'est présenté chez M. Dupotet pour avoir une idée d'un traitement magnétique? On accusait cependant ce magnétiseur, de jonglerie et de charlatanisme; on ne craignait pas de dire publiquement que ses malades étaient des compères.

En aurait-il eu, par hasard, dans ceux de vos hôpitaux, qu'il vous demandait pour faire devant vous des expériences? Est-ce pour cette raison que vous les lui avez refusés? A Marseille, on eût accueilli sa demande, on eût assisté à ses travaux, suivi ses expériences, et on aurait pu juger si le magnétisme existait ou non, et si ses effets étaient avantageux ou nuisibles (1).

(1) Depuis cette époque, le magnétisme a fait de grands progrès à Montpellier. Le professeur Lordat, l'un des plus savants physiolo-

Je ne me serais pas livré à une digression trop longue, si M. Dubois n'avait pas mis, en tête de son rapport, un préambule que ne comportait pas le récit des expériences dont il avait à rendre compte à l'Académie. Il aurait dû au moins se montrer impartial, et parler aussi des observations magnétiques de MM. Rostan et Georget, et du rapport fait à l'Académie, en 1831, sur le même sujet, par M. Husson (1).

Je plains bien M. Berna d'avoir choisi pour ses expérimentations, les phénomènes les plus difficiles à constater par des hommes qui n'ont pas l'habitude d'observer le somnambulisme et les divers états qu'il nous présente, même sur un seul individu.

Les somnambules magnétiques sont, en général, d'une mobilité extrême, faciles à impressionner par les personnes qui les entourent, surtout si ces personnes sont nombreuses, et si elles leur sont étrangères. Je suis persuadé que les deux sujets magnétisés par M. Berna sont, l'un insensible, l'autre clairvoyant dans leur état ordinaire de somnambulisme. Mais un somnambule n'est pas une machine purement physique; il pourra donc se faire qu'au moment où vous le livrerez à l'expérience, il ne sera pas dans

gistes de l'Europe, fait des leçons de magnétisme à la Faculté de Médecine. M. Kuhnholtz, agrégé à cette Faculté, a un grand nombre de malades qu'il traite par le magnétisme, et a recueilli des observations très intéressantes et très utiles sur ce moyen thérapeutique.

(1) Nous mentionnerons plus loin l'opinion de M. Husson, sur le rapport de M. Dubois.

une disposition propre à la subir. Que doivent faire alors des commissaires? Constater que l'expérience a été négative.

Ne semblerait-il pas, d'après les conclusions du rapport de M. Dubois (d'Amiens), que l'insensibilité et la clairvoyance sont les seuls effets que puisse produire la magnétisation? Ces effets ne s'étant pas manifestés, donc le magnétisme est nul? Si M. le rapporteur eût assisté une seule fois à un traitement magnétique fait un peu en grand, il aurait vu que le somnambulisme y est rare, la clairvoyance plus rare encore, et que l'extase, ou l'anéantissement total de la sensibilité externe du corps ne s'y manifeste presque jamais; tandis que d'autres phénomènes très sensibles et très variés, se font remarquer, dans un temps plus ou moins long, chez presque tous les individus soumis à la magnétisation.

Je partage les peines morales qu'a dû éprouver M. Berna; qu'il se console! une, deux, dix, vingt, trente expériences magnétiques n'offrant que des résultats incertains et même nuls, ne peuvent pas détruire des milliers de faits qui constatent la puissance de la magnétisation, opération par laquelle des effluves nerveuses, pour me servir du langage de M. de Jussieu, portent une action plus ou moins grande sur le magnétisé.

Cette discussion, au reste, mettra en évidence une masse d'observations favorables à la doctrine du magnétisme. Quoique exprimé d'une manière peu convenable, le défi porté par M. Dubois (d'Amiens) aux magnétiseurs, sera fécond en résultats utiles. La sanction ou la réprobation de l'Académie ne peuvent ni corroborer des faits, ni empêcher qu'ils n'aient eu lieu. D'ailleurs, j'ai trop bonne opinion des membres composant un corps savant, pour penser qu'ils jugent la valeur d'une doctrine quelconque, sur l'issue de deux expériences dont la réussite complète eût été presque miraculeuse. Lors même qu'elles eussent répondu à l'attente de M. Berna, MM. les commissaires auraient-ils reconnu dans leurs effets l'existence d'un agent magnétique? Ils auraient considéré les phénomènes qui les auraient accompagnés comme des faits insolites et particuliers.

Que tous ceux qui s'occupent du magnétisme publient leurs observations, et les détracteurs de cette doctrine seront moins nombreux. Ces derniers iront alors auprès des magnétiseurs, observer attentivement les phénomènes qu'ils produisent, non pour les juger, mais bien pour s'instruire; alors seulement, ils deviendront aptes à en porter un jugement sain; alors on ne verra pas se reproduire, au milieu d'une assemblée de médecins, ce singulier dilemme : « *S'il existe un magnétiseur en France, qu'il vienne recevoir l'approbation de l'Académie ou se soumettre à son improbation.* »

Je viens, messieurs, vous offrir le tribut de mes observations sur les effets du magnétisme; elles sont peu nombreuses, mais elles me paraissent assez claires, assez positives pour mériter de vous être communiquées.

M. Dupotet était à Montpellier depuis plus de trois mois, et ses travaux magnétiques et les phénomènes qui en résultaient, occupaient tous les esprits. Quelques médecins, sans les avoir vus, d'autres ne les ayant observés que superficiellement et à la dérobée, dans la crainte de compromettre leur dignité, les traitaient de charlatanisme, de compérage, de jonglerie (ce sont les termes obligés). Je voulus observer moi-même, et je me présentai chez ce magnétiseur. Il me reçut avec politesse, mais avec froideur, aigri qu'il était par les vexations qu'il avait éprouvées dans notre ville, et par le rapport des propos que les médecins, en général, tenaient sur son compte. « Il n'y a rien de plus pénible, me disait-il plus tard, pour un honnête homme, que de se voir traiter d'imposteur, de jongleur, par ceux qui seuls devraient suivre, observer et étudier ses travaux. »

En entrant dans la salle du traitement magnétique, je vis, au milieu de cette pièce, une quinzaine de chaises placées en ligne droite, occupées chacune par un malade. M. Dupotet se plaça un peu en avant de la colonne, et dans deux minutes, deux individus fermèrent les yeux et baissèrent la tête. Ils paraissaient être dans un sommeil profond, ayant la respiration un peu oppressée. Il magnétisa ensuite l'un après l'autre tous ces impotents, et après un quart d'heure, ils offraient un singulier spectacle. Il y avait trois dormeurs, cinq à six individus dont les jambes ou les bras étaient agités convulsivement, et dont M. Dupotet modérait ou accélérait à volonté

2

les mouvements par des passes lentes ou vives ; trois
ou quatre autres paraissaient avoir très chaud pendant la magnétisation. Les effets du magnétisme n'é-
taient pas sensibles sur deux ou trois magnétisés.
M. Dupotet, ayant terminé cette opération, réveilla
les dormeurs, et fit cesser, avec une promptitude étonnante, les mouvements musculaires ; après quoi il
m'invita à examiner et à questionner ces individus,
et sortit de la salle pour aller recevoir ou consulter
quelques personnes.

Je rapporterai seulement trois des conversations
que j'eus avec ces malades. Celui assis sur la première chaise, l'un de ceux qui étaient tombés en somnambulisme, que j'appelais alors sommeil, était un
homme d'environ trente-cinq ans, et qui avait eu recours au magnétisme pour une cécité presque complète. Il était affecté de la goutte sereine contre laquelle
un traitement rationel, suivi depuis long-temps, avait
été impuissant ; je le fis avancer près de la porte du
jardin. « Votre œil droit, lui dis-je, est meilleur
que le gauche ; il reste encore de la faiblesse dans
celui-ci. » Je tirai ma montre, et cet homme me dit
l'heure qu'il était. « Auriez-vous vu la montre avant
de venir chez M. Dupotet ? — Je ne vous aurais pas
vu vous-même ; j'aurais aperçu une personne, mais
je n'aurais pu la reconnaître. Dans les premiers
temps où je venais me faire magnétiser, j'avais besoin d'être conduit. A présent je viens tout seul.
A table, j'étais obligé de tâtonner pour prendre mon
verre et ce dont j'avais besoin. »

Cet homme étant de Montpellier, et connu de beaucoup de monde, il m'a été facile de m'assurer que sa relation était exacte.

Le second malade que j'interrogeai était une fille paralysée de ses extrémités inférieures depuis trois ans, après être tombée d'un mûrier sur la région lombaire. Lorsqu'elle vint trouver M. Dupotet, elle se traînait plutôt qu'elle ne marchait à l'aide de béquilles. Elle se faisait magnétiser depuis trois mois. L'histoire de sa maladie terminée, cette fille se leva de sa place sans aucun appui ; sa démarche n'offrait qu'un peu de gêne. Un habitant de Sommières, pays de la malade, m'a raconté, qu'avant de venir à Montpellier, on la portait tous les matins à une fabrique où elle travaillait assise, et que chaque soir on la reportait chez elle.

Ayant interrogé un homme paralysé du bras gauche, j'appris de lui, qu'avant de se soumettre au magnétisme, il ne pouvait pas remuer son bras malade, qui était toujours pendant. « Pour le mettre sur ma cuisse quand j'étais assis, me dit-il, j'avais besoin de le prendre avec ma main droite; aujourd'hui je le lève à la hauteur de ma tête; » et il fit ce mouvement. Je voulus examiner son bras; je trouvai la manche de sa chemise trempée de sueur. Le bras paraissait être dans un bain, tandis que toutes les autres parties du corps avaient conservé leur température ordinaire. Le bras paralysé éprouvait de fortes contractions pendant les passes magnétiques.

D'autres malades occupèrent ensuite les chaises,

et des phénomènes divers furent également produits.
Au nombre de ces magnétisés, se trouvait un jeune
sourd-muet de Montpellier. Ce jeune homme, d'une
physionomie très intéressante, tomba en somnambulisme. M. Dupotet revint à lui quelques minutes
après, lui fit encore deux ou trois passes, et lui cria:
A-dol-phe; point de réponse. — Répondez, A-dol-phe.
La poitrine du magnétisé se soulève, et il articule d'une
voix sourde, mais assez distincte, les trois syllabes
A-dol-phe. La mère de cet infortuné, présente à cette
scène, s'évanouit. Magnétisé le lendemain, il se ren-
dormit, et cette fois il répéta ces deux mots : A-dol-
phe Du-po-tet. Ce fait très curieux n'a été suivi
d'aucun résultat, car il fut impossible de rendormir
ce jeune homme une troisième fois. Il devint réfractaire à l'action magnétique,

En me retirant de chez M. Dupotet, je me trou-
vais dans une disposition d'esprit fort extraordinaire.
Ce n'était pas de l'enthousiasme; c'était du doute,
de l'étonnement, du malaise même que j'éprouvais;
il me semblait que tout ce que je venais de voir était
l'effet de quelque hallucination.

J'étais alors bien ignorant en magnétisme. Comme
M. Dupotet sortait souvent de la salle du traitement,
soit pour parler à ses élèves qui magnétisaient dans
le jardin, soit pour répondre aux personnes qui le
demandaient, je croyais qu'il allait, à chaque fois, se
mettre sur le tabouret d'une machine électrique, et
se faire imprégner d'électricité pour entretenir la
puissance magnétique dont il est doué.

Une remarque que je fis sur les paralytiques, et le nombre en était grand, c'est que tous avaient un air de satisfaction et de gaîté que n'ont pas ces sortes de malades, en général inquiets et moroses.

Je terminerai cet article par le récit d'un fait bien surprenant qui prouve clairement la puissance du magnétisme, et détruit complètement tout ce qu'on a dit sur l'attouchement, l'imagination et l'imitation comme prétendues causes des effets magnétiques. Voici ce fait :

M. Delaville, voyageur de commerce et homme d'esprit, étant venu chez moi, la conversation tomba sur le magnétisme, sujet alors ordinaire de toutes les conversations. M. Delaville dit que c'était de la farce, de la jonglerie, du compérage, et autres termes analogues. Je l'invitai à venir avec moi assister à ces farces ; il accepta ma proposition, et amena avec lui un de ses amis, que nous rencontrâmes sur nos pas.

Arrivés chez M. Dupotet, ces messieurs, après avoir vu quelques effets magnétiques, devinrent acteurs dans l'expérience suivante : un malade, qui était venu se soumettre à la magnétisation pour une hémiplégie, se promenait sur la terrasse. Je dis à M. Delaville et à son ami de le saisir chacun par les revers de l'habit et d'appuyer fortement leurs mains sur sa poitrine. « Croyez-vous, ajoutai-je, empêcher cet homme de marcher? » Ils se mirent à rire, et l'un d'eux me répondit : « Il me semble que je suis assez fort, non seulement pour arrêter cet homme débile, mais pour le renverser sans peine si je voulais. »

C'est ce que nous allons voir, et tenez-le bien.
M. Dupotet se place à quatre pas en avant, et se met à
reculer, en tenant son bras tendu vers le paralytique.
Celui-ci, attiré par une puissance à laquelle il ne
peut résister, entraîne de toute la vitesse que marchait M. Dupotet, les deux athlètes qui, malgré tous
leurs efforts, ne peuvent ni arrêter, ni retarder la
marche du malade. Attiré par M. Dupotet, et retenu
par les deux voyageurs, cet homme était haletant
au bout d'une douzaine de pas. On cessa cet exercice
très pénible pour le paralytique, et nous vîmes sur
chaque côté de sa poitrine l'impression des doigts
de mes deux incrédules dont la surprise était extrême. « Messieurs, leur dis-je, parmi les personnes
qui sont ici, il en est plus d'une qui s'en ira avec
l'idée que vous êtes deux compères, et que vous,
le malade et le magnétiseur, avez joué la comédie. »
En nous retirant, M. Delaville me fit ses excuses sur
ce qu'il avait dit du magnétisme et de ses partisans,
et adressa de Toulouse à M. Dupotet, un de ses
amis, ancien capitaine de la garde impériale, affecté
de douleurs nerveuses.

A la veille de retourner chez eux, trois ou quatre
malades, quelques amateurs et deux ou trois observateur, au nombre desquels j'étais, demandâmes
à M. Dupotet de nous faire un cours particulier de
magnétisme, sous forme de conférences, dans lesquelles il nous serait permis, pour notre instruction,
de faire toutes les observations que nous jugerions
nécessaires. Il accéda à notre demande. Je ne rap-

porterai pas nos objections sur certains phénomènes somnambuliques qui nous paraissaient incroyables, sur quelques effets physiologiques et thérapeutiques du magnétisme. Cet aperçu me mènerait
trop loin. Le but de ma lettre est de vous faire connaître quelques faits magnétiques que j'ai observés
chez moi, journellement, et pendant près d'une année. Ils sont simples et faciles à juger.

Madame Pigeaire et l'une de ses amies, madame
Faucher, vinrent un jour avec moi chez M. Dupotet
pour assister à ses magnétisations. Ces dames se reti-
rèrent très étonnées de ce qu'elles avaient vu. Le surlendemain, elles y retournèrent, et leur étonnement
ne fut pas moins grand que dans la séance précédente.

Le soir de ce jour, madame Pigeaire, soit par ins-
tinct, soit par curiosité, magnétisa la plus jeune de
nos filles, en imitant les passes qu'elle avait vu faire
chez M. Dupotet. Dans moins de dix minutes, cette
enfant ferma les yeux, sa tête s'inclina sur la poitrine, et ne remua plus. La respiration était légèrement oppressée; le somnambulisme était complet.
La petite était, du reste, dans un état très calme. Après
dix ou douze minutes de sommeil magnétique, sa
mère lui dit : « Léonide? » L'enfant sans remuer les paupières, sans faire le moindre mouvement, répondit :
« Maman. » Elle fut ensuite réveillée par des passes
faites en travers sur le front et sur les yeux. « As-tu
dormi? — Non, maman. — Qu'est-ce que je t'ai
fait? — Tu m'as fait ça et ça, » en remuant son bras
à la manière des magnétiseurs, et voilà tout. « — Je

t'ai appelée? — Non. — Tu ne m'as pas répondu?
— Non, maman. » Elle n'avait pas la moindre conscience de ce qui s'était passé. Dira-t-on que l'imagination ait agi sur un enfant de onze ans? Je n'étais
pas présent à cette scène. Elle me fut racontée en
rentrant à la maison.

Le lendemain, ma femme renouvela l'expérience
devant moi, et le somnambulisme se manifesta de
nouveau. Après la magnétisation et pendant le
sommeil magnétique, le corps de l'enfant suivait tous
les mouvements de la main de sa mère. Si la main se
dirigeait en avant et en bas, la tête et le buste étaient
entraînés dans ce sens; le mouvement était-il dirigé
sur les côtés, l'enfant s'inclinait à droite ou à gauche,
en suivant toujours la main qui l'attirait; et la petite
serait tombée sur le parquet, si la main, descendant
trop bas, lui eût fait perdre l'équilibre. Portait-on
la main du côté de l'occiput, la tête se redressait et
s'inclinait en arrière. La tenait-on perpendiculairement au sinciput, la tête et le buste prenaient une
position verticale. La main élevée un peu plus haut,
l'enfant se dressa sur ses jambes et resta droite
comme une statue sur pied. Madame Pigeaire s'avisa
de marcher à reculons et à petit pas, et, semblable à
un automate ambulant, l'enfant marcha et suivit toujours tous les mouvements du bras de sa mère; si
celle-ci s'arrête et qu'elle devie son bras à droite, la
petite somnambule marche de ce côté. Le bras porté
à gauche, elle change aussitôt de direction. Le bras
enfin élevé un peu plus haut, au-dessus de la tête, la

petite est obligée de sauter, attirée par la main qui l'a magnétisée et dont elle ne peut se séparer.

Je ne pourrais, messieurs, vous peindre les sentiments qui nous agitaient ma femme et moi; notre émotion était bien grande !

Reconduite à sa place, elle fut réveillée après quelques minutes. A son réveil, oubli complet de la promenade qu'elle venait de faire. L'enfant parut gaie comme à son ordinaire, et sa physionomie n'offrait aucun changement de son état habituel.

Le jour suivant, nous renouvelâmes l'expérience en présence d'une douzaine de personnes. Dans moins d'une minute, l'enfant fut en somnambulisme. Sa maman lui fit faire le tour de la salle. La physionomie des spectateurs exprimait un étonnement mêlé d'intérêt pour la somnambule qui semblait marcher en cadence, en suivant, les yeux fermés et les bras pendants, tous les mouvements de sa mère. Elle fut reconduite à son siége où elle s'assit, toujours par l'attraction de la main qui la dirigeait. Madame Pigeaire lui demanda si elle se trouvait bien. L'enfant répondit : « Très-bien, maman. — Tu n'es pas fatiguée? — Non, maman. — Combien de temps veux-tu dormir? — Douze minutes. » On la laisse tranquille. On se rapproche d'elle, on l'examine de près. Elle offre le calme le plus parfait. Son sommeil magnétique paraît profond. Toutes les montres sont tirées. « Combien de temps y a-t-il que tu dors? — Huit minutes. » Sa réponse se trouve juste. Au bout de quelques moments, « Et à présent ?

— Dix minutes. » Les douze minutes à peine expirées : « Maman, réveille-moi, les douze minutes sont passées. »

La petite, démagnétisée, parut tranquille comme si elle ne s'était pas endormie. On lui demande si elle est bien. Elle répond que rien ne lui fait mal, étonnée de la demande qui lui est faite.

L'imagination, messieurs, joue-t-elle le moindre rôle dans la production de ces phénomènes? Si le magnétiseur ne remue pas, la magnétisée reste immobile. Celle-ci, avance ou recule, se dirige à droite ou à gauche, selon l'impulsion qui lui est communiquée. On ne peut non plus invoquer ici l'imitation, puisque la somnambule est seule, qu'elle n'a jamais vu dans son état normal, un pareil phénomène, et qu'après son réveil, elle n'en a pas la moindre conscience. Quant à l'attouchement, il est encore nul, puisqu'on a magnétisé par des passes faites à distance.

Quelle est la cause de cette attraction puissante et dont nous avons vu un effet si manifeste dans l'expérience citée plus haut, où M. Delaville devint acteur? Messieurs, observons, étudions ces phénomènes, accumulons les faits, et peut-être un jour des hommes de haute capacité découvriront les lois qui les régissent. Une circonstance dont je n'ai pas parlé dans ma lettre à l'Académie de Médecine est encore à noter. Le sujet qui est attiré par la main du magnétiseur présente également un phénomène inverse, celui de la répulsion. Je m'explique : Si la main du magnétiseur tenue, par exemple, à un demi-mètre du sujet soumis à l'expérience, produit l'attraction en s'éloignant ; lorsque la main s'avance vers le magnétisé, celui-ci recule, et est obligé de s'en tenir écarté, toujours à un demi-mètre de distance. Ce dernier est soumis à un mouvement de va et vient lorsque la main du magnétiseur s'approche ou s'éloigne de lui alternativement, comme si un corps solide unissait ensemble le bras du magnétiseur et le corps docile et obéissant du magnétisé.

Les facultés magnétiques de notre petite somnambule se développèrent vite sous l'influence d'une magnétisation journalière ; non seulement elle indiquait la mesure du temps avec une extrême précision, mais encore elle reconnaissait, et disait à qui appartenait les divers objets que chacun remettait à la mère, pour les transmettre à la petite ayant les yeux exactement recouverts par un mouchoir.

Un jour qu'elle était en somnambulisme en présence de plusieurs personnes, la séance se termina par un épisode qui nous amusa beaucoup. Voici le fait : On entend ouvrir la première porte de l'appartement, et l'enfant dit tranquillement : « *C'est madame Vitou qui entre.* » Pour arriver jusqu'à nous, il fallait traverser un petit salon, et entrer dans la pièce où nous étions, dont la porte se trouvait masquée par deux paravents (c'était en hiver). Nous entendons les pas d'une personne qui fait le tour des paravents, et madame Vitou se présente. A son aspect, ce fut un cri unanime d'étonnement. Madame Vitou est une marchande de Montpellier qui colporte dans les mai-

sons les étoffes qu'elle vend ; elle est par conséquent
connue de toute la ville. Elle est surprise de voir tant
de monde ; il y avait une quinzaine de personnes. On
lui apprend que la petite, qui est endormie et qu'elle
examine de tout ses yeux, a annoncé son arrivée
lorsqu'à peine elle avait soulevé le loquet de la première porte. « Vous faites, dit la marchande à madame
Pigeaire, comme ce charlatan qui endort tout le
monde ; on dit qu'il se frotte les mains avec quelques
drogues. » Madame Pigeaire lui fait examiner ses mains
que l'autre regarde, flaire et dit : « *Cependant il n'y
a rien. Et vous endormez cette enfant sans rien ?*
Ce n'est pas possible. — Voulez-vous, lui dit ma
femme, me laisser essayer si je peux vous endormir
vous-même ? — Mais, moi, je suis trop forte, vous ne
m'endormiriez pas. — Essayez, qu'avez-vous peur ? »
Après un moment d'hésitation, madame Vitou quitte
son paquet de marchandises, s'assied, se laisse magnétiser, et, dans moins d'un quart-d'heure, elle est en
somnambulisme. Tous les spectateurs riaient aux
éclats. On s'approchait d'elle, on lui criait à l'oreille :
« *Madame Vitou!*... » Bah ! madame Vitou n'aurait
pas entendu un coup de fusil.

On réveilla la petite qui fut fort étonnée de voir
cette grande et grosse femme assise, et dormant à
son côté.

Après quelques instants, je dis à madame Pigeaire :
« Il est quatre heures et demie, il ne faut la démagnétiser qu'à la nuit close, autrement elle ne croirait
pas avoir été endormie. »

Obligé de sortir, je quittai la compagnie et ne rentrai qu'à cinq heures et quart. On alluma les lampes, et quand le jour eut complètement disparu, madame Pigeaire demanda à madame Vitou si elle voulait être réveillée : « Oui, madame, à présent, » répondit-elle en français, elle qui ne parle ordinairement que patois.

A son réveil, cette femme fut abasourdie. ¡ Dieu! il est nuit! Et madame une telle qui m'attendait à cinq heures. » Et elle s'élance sur son paquet. « *Une grosse bête comme moi me suis laissée charmer!* » ou plutôt elle dit dans son patois bien plus énergique : « *Una grossa bestia couma iou me soui laissada inclaousi!* Vous êtes une sorcière madame! » Et les assistants de rire en voyant madame Vitou s'en aller en grommelant.

Cette scène fit du bruit; aussi bon nombre de personnes désiraient assister aux expériences magnétiques que nous faisions. Dans une séance qui eut lieu quelques jours après, M. André, capitaine en retraite, remet sa tabatière à madame Pigeaire, qui demande à sa somnambule ce qu'elle contient; la petite presse, tourne et retourne la boîte dans sa main. Sa maman lui dit : « Eh bien! mon amie? — Eh! laisse-moi chercher! » Cinq minutes après avoir tenu et pressé la boîte, elle répondit : « Il y a dedans du tabac et une bague. » La boîte ouverte, on trouva, au milieu du tabac, un anneau d'or.

M. Tesses, l'un des assistants, passe dans une autre pièce, et met dans sa tabatière un morceau de papier; la petite, après l'avoir tâtée comme précédemment, dit : « Celle-ci contient du tabac et un morceau de papier où il n'y a rien d'écrit. »

Madame Chamayou, qui avait assisté à plusieurs séances magnétiques, amena un jour à madame Pigeaire, sa servante qui est très-sourde, et que, pour cette raison, elle voulait soumettre à l'action du magnétisme. A la deuxième magnétisation, cette fille tomba en somnambulisme. Dans cet état, elle répondait avec justesse aux questions de madame Pigeaire, qui cependant lui parlait très bas ; le moindre bruit la fatiguait. Au bout d'un mois de magnétisation, elle entendait le bruit du marteau de la porte de sa maison, et descendait pour ouvrir, ce qui n'avait pas lieu auparavant. Elle entendait également la sonnette lorsque, étant dans une autre pièce, ses maîtres l'appelaient. Aux approches de Pâques, elle cessa de se faire magnétiser.

Quatre mois après, madame Pigeaire ayant été chez madame Chamayou, on pria Marguerite, c'est le nom de la servante, de se laisser magnétiser. M. et madame Saisset de Perpignan se trouvaient aussi chez madame Chamayou. Dans cinq minutes, Marguerite fut en somnambulisme. Le dialogue suivant s'établit :

« Le magnétisme vous a-t-il fait du bien ? — Oui, car depuis je n'ai plus de crampes à l'estomac. — Et votre surdité ? — Elle se serait en partie dissipée. — Pourquoi avez-vous cessé de vous faire magnétiser?

— On me l'a défendu. — Viendrez-vous encore chez moi? — Je ne sais pas, madame. Vous êtes bien bonne. Réveillez-moi, s'il vous plaît. »

A son réveil, cette fille dit qu'elle est contente de n'avoir pas parlé. Le plus étonné de tous les assistants fut M. Chamayou qui, jusqu'alors, n'avait pas voulu croire aux effets du magnétisme.

A ces faits, je pourrais en ajouter d'autres semblables, et notamment le somnambulisme d'une jeune couturière qui, au premier essai, manifesta la lucidité la plus étonnnante. Dans dix minutes de magnétisation, elle tomba dans le somnambulisme le plus profond. Elle désigna très vite et sans se tromper une seule fois, à qui appartenaient plus de vingt objets différents qu'on lui fit remettre les uns après les autres. Lorsqu'elle fut démagnétisée et rendue à son état normal, on lui demanda à qui appartenaient une bourse, une bague et une clef laissées sur la table. « Vous vous moquez de moi, répondit-elle, est-ce que je puis le savoir ? »

Je dois revenir à ma petite fille dont les facultés magnétiques ont été si longuement et si minutieusement observées par moi, et qui est devenue cause que je me suis occupé du magnétisme d'une manière active.

Un soir, avant de se mettre au lit, elle pria sa mère de la magnétiser : c'était alors un besoin pour elle ; je lui demandai, pour mon instruction, si elle pourrait désigner l'heure qu'il était à la pendule du salon ; nous étions dans la chambre à coucher de nos enfants. La somnambule paraît réfléchir profondément. Après quelques minutes, craignant qu'elle ne souffrît de cette recherche, je lui dis de cesser. « Non,

je veux chercher, dit-elle. » Nous la laissons tranquille, car nous ne devons pas et nous ne pouvons
pas la contrarier dans cet état ; tout-à-coup elle
dit : « La grande aiguille est sur onze heures et la
petite sur neuf. Cette pendule est arrêtée ; elle ne
marque que neuf heures moins cinq minutes, et il
est plus de dix heures. » Je fus voir la pendule ;
effectivement, les aiguilles étaient fixées aux endroits
désignés.

Dans la suite, tous les morceaux de papiers écrits
ou imprimés qui, dans son état de somnambulisme,
se trouvaient à sa portée, étaient lus par elle avec
une étonnante facilité. Elle lit en appuyant les doigts
sur les caractères imprimés ou écrits; et, pour nous
assurer que la sensation du tact et l'action des
yeux n'entrent pour rien dans ce phénomène,
nous recouvrons ces organes d'un bandeau opaque,
et appliquons une lame de verre sur l'objet à être lu.

Plus de cinquante personnes ont été témoins de
ce fait à diverses reprises; jamais cette expérience
n'a manqué ; une fois seulement elle a été incomplète,
et je dois transcrire exactement comment elle se fit.
Elle donnera une idée des conditions qui, dans certaines dispositions des somnambules, méritent d'être
sévèrement observées pour l'accomplissement des
expériences.

M. Eugène Delmas, agrégé à la Faculté de Médecine de Montpellier, m'avait fait prier de lui faire
voir ma petite fille en état de somnambulisme. A la
séance où il assista, se trouvaient aussi M. Tesses,

sa sœur madame Jamar, M. et madame Aldebert.

La petite endormie, et ses yeux recouverts d'un bandeau, c'était un mouchoir de poche, il lui fut remis dans la main une adresse lithographiée d'un teneur de bains de Paris, que M. Delmas avait sur lui. Quoique les caractères de cette adresse fussent entourés de traits assez bizarres, et que ces caractères eussent une forme peu ordinaire (ils étaient gothiques), la petite lut l'adresse sans se tromper.

Madame Pigeaire demanda ensuite à M. Delmas une pièce de monnaie quelconque, et le pria de lui désigner, à voix basse, la couleur qu'il voulait donner à cette pièce. M. Delmas sortit un écu de cent sous, et dit tout bas à ma femme. « Couleur Solitaire. » L'écu est remis à la petite. Sa mère lui demande de quelle couleur est cet écu? L'enfant cherche, ses traits s'animent, sa tête reste fixe ; sa mère lui dit : « Eh bien! mon amie? — Eh, laisse-moi chercher! » Après quelques minutes : « Ce mot est long, dit-elle; il a quatre ou cinq syllabes;... Je ne connais pas cette couleur..... c'est une couleur de bois... » Et l'on voit qu'elle s'efforce pour trouver le mot propre. Je voyais sa maman souffrir, parce qu'ordinairement la somnambule ne fait pas attendre si long-temps ses réponses. Impatienté, je me lève et je demande quelle est cette couleur. M. Delmas me répond : « Solitaire. » Surpris d'entendre un pareil mot, je réplique à M. Delmas : « Mais je ne connais pas moi-même cette couleur. On l'a appliquée, je crois, à quelque étoffe, il y a une vingtaine d'années ; et vous voulez que cette en-

fant vous trouve cela! Vous avez le noir, le rouge, le
blanc, le vert, le gris, le bleu. Il me semble qu'il y
a là de quoi choisir. Vous cherchez un mot long d'une
toise. Vous ne voyez pas que, dans cette opération,
c'est l'impression de celui qui magnétise qui doit être
communiquée à l'entendement du magnétisé; mais
qu'il faut que cette impression soit vive et rapide
comme l'éclair, ce qu'un mot trop long ne permet
pas, et qu'il exige de la part de la somnambule un
travail d'esprit trop fort. Vous voulez donc l'impossible! »

Cette légère altercation avait ému la mère et
l'enfant qui en paraissait vivement contrariée, mais
qui néanmoins ne remit qu'avec peine la pièce de
cent sous, voulant toujours énoncer la couleur désignée mentalement par sa mère.

La petite calmée, je priai M. Delmas d'écrire quelques mots sur un morceau de papier pour lui être
remis. Au même instant, on ouvre la porte d'entrée
de l'appartement, et l'enfant, ayant toujours le bandeau sur les yeux, dit : « C'est M. Hubert et M. Lombard
qui entrent. » Elle ne se trompait pas, c'étaient ces
deux messieurs. Lorsqu'ils furent assis, madame
Pigeaire remit à sa fille le morceau de papier où
M. Delmas avait écrit. Elle se trouvait à côté de la cheminée. M. Delmas, en la voyant tenir le papier, eut
l'imprudence de dire : « Mais est-ce qu'elle n'y voit
pas au moyen du feu? » Oh! alors la petite froissa avec
dépit le papier dans ses mains, et il n'y eut plus
moyen d'obtenir d'elle une parole. Sa maman la

calma, et M. Delmas sortit. A peine hors de l'appartement, la somnambule dit : (je cite ses propres paroles)
« Qu'il vienne, ce nigaud, me prier de lire. Il croyait
que le feu me faisait voir. Il pense donc que maman
veuille jouer la comédie. Je ne veux plus qu'il
vienne. — Non, ma fille, il ne reviendra plus; calme-
toi, je te réveillerai. » Lorsqu'elle fut plus tranquille,
elle nous dit : — « Avant de me réveiller, je veux
lire ce papier, et vous verrez si je ne le lis pas bien. »
Effectivement, elle lut : « Mademoiselle Léonide est
une bonne somnambule. » — Je ne veux pas de ses
compliments, qu'il ne vienne plus. » Après son réveil,
elle ne manifesta pas la moindre émotion (1).

Des difficultés semblables peuvent très facilement
arriver dans les expériences magnétiques. Nous ne
devons pas nous en plaindre, puisqu'elles nous forcent à prendre toutes les mesures propres et les dispositions les plus minutieuses à prévenir et à empêcher certaines objections d'avoir lieu, et nous aver-
tissent bien que la moindre contrariété peut troubler
le meilleur somnambule.

Quelque temps après cette séance, j'eus l'occasion
de rencontrer M. Delmas; il me demanda des nouvelles de notre jeune fille. « Vous voudrez bien, ajou-
ta-t-il, me faire assister encore à une expérience ? —
Très volontiers, lui dis-je, mais je crains qu'une fois
endormie et en somnambulisme, elle ne veuille rien
faire devant vous, et même vous souffrir en sa pré-

(1) M. Delmas ne se fâchera pas du terme impoli dont s'est
servi la somnambule, et qu'il ne mérite sous aucun rapport.

sence, quoiqu'il y ait six mois que vous ne l'ayez vue. Au reste, c'est une expérience à faire. »

Madame Bonnard, de Montpellier, malade depuis quelque temps, pria madame Pigeaire de la faire consulter par notre fille. Quoique ces sortes de consultations ne fussent pas de mon goût, ma femme accéda au désir de cette dame.

Magnétisée et mise en rapport avec madame Bonnard, la somnambule lui dit qu'elle est nourrice ; que le nourrir lui fait mal, qu'elle souffre de son estomac, qu'elle vomit de temps en temps, et que sa petite, (elle désigne le sexe d'un enfant qu'elle n'a jamais vu, dont elle ignore l'existence et qu'on n'a pas apporté), est chétive, maigre et débile, parce que le lait de sa maman n'est pas bon, attendu qu'elle souffre, et n'a pas d'appétit. « Ainsi, ajoute-t-elle avec le ton d'une femme sensée, je vous conseille de ne plus nourrir votre enfant. » Madame Bonnard, dont l'étonnement était extrême, observa que son accoucheur lui avait dit qu'elle était peut-être enceinte. Je riais d'une pareille observation faite à une enfant de onze ans. La somnambule pressa vivement la main de madame Bonnard et répondit : « Eh bien, madame, votre accoucheur se trompe ; je vous assure positivement que vous n'êtes pas enceinte ;... je le sais bien, moi, que vous ne l'êtes pas... Je vous ai dit de ne pas nourrir... Maman, réveille-moi, je suis fatiguée. »

Lorsqu'elle fut démagnétisée, sa mère lui demanda : « Connais-tu cette dame ? — Non, maman. — A-t-elle une petite fille? — Je n'en sais rien. » Quelque temps après, madame Bonnard vint embrasser sa petite donneuse de consultation.

Ce fait m'intéressait trop pour ne pas chercher à le reproduire. Je voulais m'assurer si la somnambule désignerait les organes internes du corps. Ce qu'elle dit des organes pectoraux était confus. Arrivée à l'abdomen, elle s'écria : « *C'est trop dégoûtant; je t'en prie, ne me fais pas voir là.* » Comme sa mère insistait doucement. — *Je t'en supplie, c'est trop dégoûtant, cela me fait mal.* » Nous cessâmes l'expérience. Le ton de la voix de l'enfant, sa physionomie, ne peuvent se décrire. Ce sont de ces choses qu'il faut voir et être à même d'observer pour les croire possibles.

Je sais qu'on me dira : « Comment peut-on croire en effet, qu'un enfant, comme tout autre personne en état de somnambulisme magnétique, puisse lire et voir dans le corps d'une autre personne? » Et moi aussi, dans un temps, je ne pouvais le croire, et moi aussi je traitais de rêves ce qu'on me disait à ce sujet, quoique je ne doutasse pas de phénomènes semblables observés chez quelques cataleptiques, et notamment chez une dame traitée par le docteur Petetin.

M. Bouillaud répétera ici ce qu'il a dit dans son article sur le magnétisme animal : « Que les prétendus phénomènes magnétiques, quoique cités par plusieurs personnes honorables, s'éloignent trop des notions physiologiques reçues pour les admettre. »

Quelqu'un a donc posé des bornes à la physiologie? Ces bornes sont-elles assez fixes, assez solidement implantées, qu'aucun fait nouveau, aucune observation ultérieure, ne puissent les ébranler et les poser plus loin?

Connaissons-nous réellement toute l'influence du système nerveux dans la production des actes de la vie? Sommes-nous initiés au rôle qu'il remplit dans le développement de tous les phénomènes pathologiques?

Que savons-nous sur les causes déterminantes du sommeil? sur le sentiment de la faim et de la soif? Comment m'expliquera-t-on seulement le retour périodique et presqu'à la minute, des accès de fièvres intermittentes, avec tous les symptômes qui les accompagnent, lorsque l'individu qui en est affecté jouit pendant un, deux ou trois jours, de l'apparence de la santé la plus parfaite? Pourquoi un excès de douleur ou de joie fait-il quelquefois cesser subitement la vie, sans laisser aucune trace de lésion organique? Pourquoi certain épileptique a une ou plusieurs attaques dans un jour, tandis que chez un autre, les accès d'épilepsie ne se manifestent qu'à de longs intervalles? Comment connaître les causes des diverses aliénations mentales? Pourquoi tel individu, en démence depuis plus de vingt ans, ainsi que nous en avons eu un exemple à Montpellier, est-il revenu ensuite et tout-à-coup, à la saine raison qu'il a conservée jusqu'à la mort? Qui me donnera la solution des causes qui président à tant d'autres affections nerveuses dont les symptômes si variés, et quelquefois si alarmants, font le désespoir du médecin le plus exercé? Pourquoi cette femme si débile et si grêle acquiert-elle une force musculaire si grande dans ses accès de névropathie? Pourquoi l'homme qui veut soulever un lourd fardeau a-t-il besoin de joindre une grande force de volonté à son action musculaire? Pourquoi ma volonté fait-elle, dans ce moment, remuer seulement mes phalanges, et dirige-t-elle ma plume?

Messieurs, vous êtes trop savants pour croire que vous possédez à fond la science de la vie. J'ai l'honneur de vous soumettre des faits extraordinaires sans doute; mais ils sont vrais. Vous ne les traiterez pas avec dédain.

Quelques uns me répondront : « Les magnétiseurs ont annoncé des merveilles qu'ils n'ont pu toujours démontrer. » Ils ont eu deux grands torts : le premier, celui d'annoncer ces merveilles ; le second, celui de ne pouvoir toujours en faire la démonstration. Au lieu de parler des phénomènes les plus merveilleux du magnétisme, on aurait mieux procédé en commençant par faire connaître les effets les plus simples de la magnétisation; et, comme dans toutes les sciences, passer du simple au compliqué, du connu à l'inconnu. Mais n'est-il pas vrai, que nous ne traitons de merveilleux que les phénomènes auxquels nos sens ne sont pas habitués? Tout n'est-il pas merveille dans la nature ?

Supposez que les animaux ovipares nous étant

inconnus, un homme venu de quelque région loin-
taine nous apporte deux œufs, et nous dise : « Exposé à l'action d'un peu de feu, ce corps, en montrant
un œuf, deviendra un mets délicat et savoureux;
l'autre, maintenu pendant plus long-temps à une
chaleur modérée, se transformera en cet animal que
je vous présente. » Et au même instant, il offrira,
à nos regards surpris, un être vivant dont le plu-
mage reflétera les couleurs métalliques les plus bril-
lantes et les plus variées, dont la charpente osseuse
et le système musculaire nous étonneront, dont les
appareils circulatoire, respiratoire et visuel seront
en harmonie parfaite avec les organes locomoteurs.
Plus grande, sans doute, sera cette merveille, que
toutes celles offertes par le magnétisme ! « Oui, me
dira-t-on, le phénomène que vous venez de citer
nous paraîtra incroyable; mais quel rapport a-t-il
avec ceux produits par la magnétisation? » Tout se
lie, messieurs, dans la nature qui, simple dans ses
causes, est infiniment variée dans ses résultats.

Si, après avoir découvert l'électricité, Franklin
fût venu au milieu d'une grande ville, annoncer
qu'il dirigerait la foudre, qu'il la maîtriserait, qu'il
la ferait tomber à l'endroit qu'il voudrait, qu'il la
renfermerait dans un bocal et en briserait le crâne
de l'animal le plus fort, Franklin eût passé pour un
imposteur.

Qui eût jamais cru possible que deux fils métalliques,
sortant d'une cuve où se trouvent quelques plaques
disposées d'une certaine manière, opéreraient des

compositions et des décompositions si surprenantes ?

Lorsque la pile de Volta produit des phénomènes incroyables, lorsque tous les corps de la nature agissent et réagissent les uns sur les autres, lorsque l'électricité préside peut-être à tous les phénomènes physiques et vitaux, lorsque son action puissante n'est peut-être pas étrangère à la reproduction et à l'évolution des corps vivants, peut-on affirmer que l'action nerveuse, le fluide nerveux, l'électricité animale, le fluide magnétique, n'importe le mot, émanant du cerveau de l'homme, dont les deux substances et leurs nombreuses et profondes circonvolutions forment peut-être un instrument électrique animé, peut-on affirmer, dis-je, que ce fluide nerveux, après avoir été puissamment dirigé au bout des doitgs, ne puisse dépasser la limite des ongles ? ne puisse s'allier, s'unir et correspondre avec le système nerveux d'une autre personne et l'impressionner?

Je laisse, messieurs, ces simples réflexions à vos méditations, et je continue le récit de quelques faits de somnambulisme. Le plus simple de ces faits sera peut-être celui qui, un jour, nous donnera la clef de tous les autres, le voici : Si, après avoir magnétisé un objet quelconque, on appelle ma petite fille, étant dans son état normal et non en somnambulisme, et qu'on lui dise de prendre cet objet, celui même qu'elle aurait le plus de plaisir à posséder, aussitôt qu'elle le saisit, elle est obligée de le lâcher, comme si le contact de l'objet la brûlait. Que ce soit une poupée, une orange ou tout autre chose semblable, elle ne peut les prendre et les emporter que lorsqu'elle les a ballottés pendant un certain temps sur la table, comme elle pourrait le faire d'un petit corps brûlant, et jusqu'à ce que la propriété magnétique qui leur a été communiquée se soit dissipée.

Si avant de se mettre à table, on magnétise à son inçu sa cuiller, aussitôt qu'elle veut la prendre, elle la rejette et se saisit vite d'une autre.

Si sa mère, voulant sortir, lui dit de lui donner ses mitaines, elle lâche de suite celle des deux qui a été magnétisée.

Si un objet magnétisé est mis devant elle, soit par terre ou autre part, la petite reste clouée et fascinée devant cet objet; elle ne peut s'en éloigner, malgré toute la volonté qu'elle aurait de le faire. Elle ne peut s'en séparer que lorsqu'une de ses sœurs ou autre personne passe entre l'objet et elle, pour la délivrer. L'enfant profite de cet instant pour s'échapper.

En état de somnambulisme, le premier de ces phénomènes est inverse; la somnambule alors reconnaît, prend et conserve dans ses mains les objets magnétisés. Ainsi, que sa mère magnétise une pièce de cent sous qu'on mêle ensuite avec neuf à dix autres pareilles, en les touchant l'une après l'autre, l'enfant présentera celle qui a été imprégnée de magnétisme.

Si, étant dans son sommeil magnétique, elle demande à boire, la moindre goutte d'eau qui n'est pas magnétisée ne peut pénétrer dans son gosier. Si on lui donne un morceau de sucre ou une dragée, impossible à elle de les avaler, si sa mère ne les a' pas touchés, ou si, avant de les porter à sa bouche, la petite n'a frotté le morceau de sucre ou la dragée contre la robe ou la main de sa mère ; et elle fait cette action avec une rapidité extrême.

Ces faits, messieurs, presque physiques, ne peuvent être interprétés de deux manières. Ici encore, l'imagination, que certaines personnes prétendent admettre dans les phénomènes magnétiques, ne peut être invoquée. On pourrait plutôt nier que certaines maladies puissent directement ou indirectement se communiquer d'un individu à un autre, que de méconnaître l'action d'un agent quelconque pour l'accomplissement de ces faits. Ils sont tellement simples, que le spectateur ne peut se faire illusion sur leur réalité.

Un autre fait bien remarquable, c'est que l'enfant, après être rendue à son état ordinaire, ne peut ni toucher, ni regarder le livre ou le morceau de papier sur lesquels elle a lu pendant son sommeil magnétique. Sur deux carrés de papier exactement semblables, la même phrase est écrite par une personne ; on lui en donne une à lire lorsqu'elle est endormie. Après son réveil, si on la prie de regarder le papier sur lequel elle a lu étant en somnambulisme, elle est forcée de détourner la tête, et se refuse même à le toucher. Si on lui donne le papier qu'elle n'a pas eu dans sa main, elle le prend et le lit comme elle le ferait dans son état de vie ordinaire.

Enfin, et pour clore cette série d'expériences, je dois raconter, qu'un soir, ayant moi-même magnétisé la petite, et ayant voulu la réveiller un quart-d'heure après, en lui disant qu'il me fallait sortir, elle s'y refusa obstinément. En vain je lui fis observer que l'ayant endormie, moi seul je pouvais la réveiller. « Eh bien, dit-elle, que papa s'en aille, je saurai bien me réveiller toute seule. » A mon retour, il me fut raconté que quelques minutes après ma sortie, l'enfant s'était levée de sa place, avait été s'asseoir sur la chaise longue, et que là, elle avait fait des passes en travers de son front avec la manche de mon habit, en se criant à elle-même : « *Réveillez-vous! réveillez-vous!* » Après son réveil, elle dit fort tranquillement : « *Qui m'a mis sur la chaise longue?* »

Ces faits, messieurs, ne peuvent être imaginés comme tous ceux que je vous ai rapportés; et j'avoue qu'il faut les voir, les revoir et les revoir encore pour les croire possibles. Lorsqu'on a eu occasion de les observer, on reste convaincu qu'il y a deux vies bien distinctes, ou du moins deux manières d'être dans la vie des somnambules. On en a vu parler d'eux-mêmes, comme si leur individu était composé de deux personnes. La même observation a été faite dans quelques cas d'aliénation mentale.

Le professeur Lallemand désirait voir ma petite fille en somnambulisme; il voulait surtout se convaincre si elle pouvait lire sans le secours de ses yeux. Ayant été passer la soirée chez lui, nous ne trouvâmes que M. Lallemand père, son épouse, et mademoiselle Elisa Lallemand. Le professeur ne devant rentrer que tard, nous nous disposions à nous retirer, lorsque mademoiselle Lallemand nous pria instamment d'endormir la petite et de la faire lire. Mademoiselle Lallemand couvrit elle-même d'un mouchoir les yeux de l'enfant, qui, magnétisée et endormie, lut avec la plus grande facilité toute une page d'un livre de médecine. Mademoiselle Lallemand fut à son secrétaire prendre une lettre. A peine cette demoiselle eut cette lettre dans la main, que la somnambule se mit à dire : « Cette lettre est d'Ernest » (un petit neveu du professeur Lallemand). L'étonnement de mademoiselle Elisa était extrême. La petite lut la lettre, comme elle avait lu dans le livre. Un tableau de famille fut ensuite apporté, et quoique la somnambule ne l'eût jamais vu, après avoir appliqué ses doigts sur le verre qu'elle frottait avec rapidité, elle désigna l'un après l'autre les personnages qui composaient ce tableau.

Le professeur Lallemand vint chez moi le lendemain. Il trouva l'enfant indisposée, par suite peut-être de la contention de cerveau trop forte et trop long-temps continuée où elle avait été soumise dans la séance de la veille.

A quelque temps de là, faisant des expériences magnétiques sur deux ou trois malades de l'hôpital Saint-Eloi, je voulus en faire consulter un par la petite somnambule, plutôt par curiosité que par tout autre motif. Dans une des chambres de l'hôpital, la petite magnétisée, en présence de MM. Lallemand, de Saint-Cricq, de deux ou trois médecins et de plusieurs élèves en médecine, lut, les yeux recouverts d'un bandeau, dans un livre qu'un des assistants, très incrédule, avait apporté. Un autre fut ensuite chercher deux tableaux ; la somnambule, après avoir posé les doigts sur le verre, dit : « C'est un monsieur âgé; non pas très âgé, mais d'un certain âge; je ne le connais pas. » (c'était le portrait de M. le professeur Broussonnet.) Au second tableau, elle dit : « Celui-ci, je le connais, c'est M. Lallemand. »

Mise en rapport avec un des malades que je magnétisai, elle annonça qu'il était paralysé des jambes, et qu'il ne s'endormirait jamais par la magnétisation; que le magnétisme lui ferait du bien, mais ne le guérirait pas complètement. Elle ajouta qu'elle sentait bien les maladies, mais qu'elle ne saurait pas indiquer les remèdes.

M. Eustache, qui remplit les fonctions d'interne à l'hôpital Saint-Eloi, l'un des élèves les plus instruits de la Faculté de Montpellier, présent à la séance, dit : « Malgré ce que je viens de voir et ce que j'en entends raconter, je ne croirai au magnétisme que lorsque j'en aurai éprouvé les effets. »

Le lendemain, M. Eustache, accompagné de M. Hubert, prosecteur à la Faculté, vint à la maison. A la première magnétisation, M. Eustache éprouva des soubresauts dans les bras, dans le col, et une pesanteur de tête qu'il conserva toute la journée. A la seconde séance, qui eut lieu le jour suivant, il survint des convulsions tellement fortes, que la tête du magnétisé heurtait contre le mur derrière le fauteuil où il était assis, et que nous fûmes obligés de déplacer. Voulant pousser plus loin ses observations, M. Eustache eut le courage de se livrer à de nouvelles épreuves. Il lui semblait qu'il devait opposer à l'action magnétique celle plus forte de sa volonté; mais la lutte ne fut pas égale. Si les passes n'avaient été faites avec prudence et modération, on l'aurait renversé comme par l'effet d'une forte commotion électrique.

Un jour, il fut magnétisé en présence de M. et madame de Saint-Cricq, de MM. Lallemand, Vialars, Hubert, etc. La main dirigée devant son front et à la distance de trois pieds, lui faisait éprouver des secousses violentes. « Comment, lui disait M. Vialars, un homme comme vous ne pouvez regarder sans trembler et sans mouvements nerveux la main d'une femme? — Non, monsieur, je voudrais vous y voir vous-même; plus je me raidirais et plus les convulsions seraient fortes; je suis obligé de crier merci. »

Ce n'est que par des passes très modérées qu'on est parvenu à développer le somnambulisme chez M. Eustache. Il mesure le temps avec une très grande précision. Dans l'état somnambulique, il est tellement sensible, que si l'on cause même à voix basse, ou si l'on remue une chaise, il éprouve au même instant de fortes contractions musculaires. A son réveil, oubli complet de ce qu'il a éprouvé.

Je reviens à ma petite somnambule. M. Kuhnholtz, agrégé et bibliothécaire à la Faculté de Montpellier,

qui se livre avec zèle et talent aux expériences magnétiques, et qui a fait plusieurs cures heureuses par
l'effet de la magnétisation, désira voir lire ma petite
fille dans son état magnétique. Nous lui mîmes le
bandeau sur les yeux que nous tamponnâmes avec du
coton. Un livre apporté par M. Kuhnholtz fut remis
à la somnambule; après quelques moments d'hésitation, elle lut avec facilité, toujours avec le secours de
ses doigts. M. le docteur Pongoski, présent à cette
séance, détacha ensuite un tableau, c'était le portrait
de M. Trélat. Après avoir appliqué ses doigts sur le
verre, la somnambule lut avec rapidité la sentence
tracée au-dessous du portrait. Le lendemain, dans
son état normal, impossible encore à elle de jeter les
yeux sur ce tableau. Ce ne fut que trois ou quatre
jours après qu'elle pût le regarder sans éprouver
de malaise.

Il est bon d'observer que les yeux de la plupart
des magnétisés sont agités, pendant le somnambulisme, d'un mouvement d'oscillation, de demi-
rotation, qu'on aperçoit très-bien, quoique les
paupières soient closes. Ce mouvement, purement
organique, peut, si l'œil est comprimé, devenir douloureux, ou seulement gênant pour le somnambule,
troubler ses idées, l'empêcher de lire, ou de rai-
sonner les sensations nouvelles qu'il éprouve. Au
bandeau ou mouchoir, nous substituâmes, dans la
première séance qui eut lieu, un masque de car-
naval, après en avoir recouvert l'ouverture des yeux
avec du velours noir plié en quatre. Quoique le

masque parut faire une impression très désagréable à l'enfant, et qu'elle demanda, à trois reprises différentes, d'attendre qu'elle y fût un peu habituée; elle finit par lire, avec cet appareil, dans un livre qu'avait encore apporté M. Kuhnohltz. Après cette lecture, M. le docteur Pongoski sortit un autre livre, et demanda à la somnambule si elle pourrait y lire sans l'ouvrir. Vous voyez, messieurs, qu'en fait d'expériences magnétiques, on n'est pas satisfait d'être témoin d'un fait extraordinaire; il faut toujours demander quelque chose de plus fort. La petite, après avoir gratté la couverture du livre avec ses doigts, dit : « Je ne peux pas lire; je vois seulement que ce livre est en vers. » On releva la couverture, et la feuille non imprimée que l'on met au-dessous, se trouva appliquée sur le titre du livre. L'enfant frotta rapidement ses doigts sur cette feuille et dit : « *Fables de La Fontaine.* » Pendant qu'on la laissait reposer, quelqu'un sonna. « *C'est M. Eustache*, » nous dit la somnambule. Nous en fûmes d'autant plus surpris qu'un des assistants avait annoncé que M. Eustache était à la campagne, et qu'il ne viendrait pas.

Nous avons, dans les expériences suivantes, remplacé le masque qui cachait la physionomie de l'enfant, et lui échauffait beaucoup la figure, par une espèce de bésicles sans ouvertures, entourées dans la face interne par un bourrelet qui s'applique exactement au pourtour de la région orbitaire, et dont le bord inférieur est collé par du taffetas gommé à l'angle formé par le nez et les joues. Cet appareil, bien léger, imperméable à la lumière, met les yeux dans l'obscurité la plus profonde, sans les fatiguer. C'est ainsi que nous avons démontré deux fois la clairvoyance par le secours des doigts, à MM. Lordat et Amador, professeurs à la Faculté de Médecine de Montpellier, et que nous renouvellerons cette expérience devant tous ceux qui s'occupent de physiologie et de médecine.

Personne de vous, messieurs, ne suspectera sans doute la réalité des faits dont j'ai l'honneur de vous entretenir ; personne ne supposera qu'un père et une mère, qui se croient animés de quelques sentiments honnêtes, élèvent leur enfant dans le mensonge et la duplicité, et lui font jouer un rôle aussi méprisable qu'il serait sans portée et difficile à soutenir? On ne pourra supposer non plus que depuis dix mois nous sommes dans une illusion complète sur tant de phénomènes divers, et que nous avons fait partager cette illusion à plusieurs personnes qui étaient auparavant bien éloignées de croire ces phénomènes possibles.

Les faits dont je viens de vous entretenir sont importants. Ils peuvent jeter un grand jour sur quelques points obscurs ou inconnus de la physiologie. Ils méritent donc d'être observés par ceux qui s'occupent de cette science, et, dans ce but, j'ai l'honneur de vous faire les propositions suivantes :

J'invite M. Dubois (d'Amiens) et M. Bouillaud à venir à Montpellier. Je désire les rendre témoins de l'un des phénomènes les plus curieux du somnam-

bulisme magnétique, celui de la lecture sans le secours des yeux. Deux des membres de la Faculté de
Médecine de Montpellier, que ces messieurs choisi-
ront, assisteront aussi à cette expérience. Ma petite
fille sera magnétisée et endormie devant eux ; on lui
couvrira les yeux, et l'on constatera leur complète
occlusion. Cette disposition prise, on remettra un
livre, que ces messieurs auront apporté, dans les
mains de l'enfant, et la petite lira. Une lame de verre
sera appliquée sur la page du livre. Si la somnambule ne lit pas de cette manière, je m'engage à
rembourser à ces messieurs les frais de leur voyage.

Si M. Dubois et M. Bouillaud ne peuvent se rendre
à Montpellier, je consens à venir faire cette expérience à Paris, et dont seront témoins MM. les commissaires qui ont asisté aux expériences de M. Berna.

Voici comment *j'entends faire* cette expérience :
A la première séance, assisteront MM. Dubois et
Bouillaud. A la seconde, deux des autres commissaires, et ainsi de suite jusqu'à ce que tous en aient
été témoins. Nous observerons dans toutes ces séances
les conditions établies précédemment, c'est-à-dire,
le constat de l'occlusion des yeux ; celui de la lecture, les doigts appliqués sur le verre interposé entre eux et l'objet à être lu.

Dans le cas où l'enfant se trouverait fatiguée, nous
mettrons un ou deux jours d'intervalle entre chaque
séance.

Si, par quelque indisposition de la somnambule, une
expérience venait à manquer, elle serait renouvelée

le lendemain, et jusques à trois fois. Cela n'est jamais arrivé, mais il importe de prévoir tous les cas possibles.

Lorsque nous aurons eu l'honneur d'être connus de messieurs les commissaires, et que l'enfant les aura vus les uns après les autres, la commission entière pourra se réunir, et nous ferons, devant elle, d'autres expériences magnétiques.

Nous pousserons plus loin notre investigation ; nous amènerons la petite somnambule en présence de l'Académie de Médecine assemblée, nous renouvellerons les expériences, et si, comme il est à présumer, elles sont concluantes en faveur du phénomène, l'Académie votera un prix de deux mille francs pour le meilleur mémoire à faire sur le magnétisme animal, considéré sous le rapport de son existence ou de sa nullité, et de ses effets applicables à la physiologie et à la médecine.

Au moment où j'allais clore ma lettre, M. Kuhnholtz m'a fait remettre le numéro de la *Gazette médicale*, du 9 septembre dernier, dans lequel se trouve insérée la proposition de M. Burdin ainsi exprimée : « Je propose un prix de trois mille francs pour celui ou celle qui, dans l'état de sommeil ou de veille, sera capable de lire ou de reconnaître les objets en l'absence de toute lumière. »

L'intention de M. Burdin, en traçant son programme, a été de constater la transposition des sens. Cependant un Nyctalope, dont la vue ordinaire serait très perçante dans l'obscurité, pourrait en remplir la

condition. Mais ce fait ne nous apprendrait rien sur
le magnétisme, ni sur la transposition des sens; il
constaterait seulement un pouvoir de vision extraordinaire. Un somnambule naturel voit-il par ses yeux
dans l'obscurité, ou bien, dans son accès de somnambulisme, se met-il en rapport avec les objets qui l'en-
vironnent, par tout autre organe que ses yeux? Cela
serait peut-être aussi difficile à constater, que d'a-
voir occasion de pouvoir mettre en expérience ce
somnambule; reste donc le somnambulisme magnétique qu'on peut faire naître à volonté chez certains
individus, et développer la transposition des sens sur
quelques uns de ces derniers. Je ne dis pas qu'un
somnambule naturel ne puisse lire dans l'obscurité.
Cette expérimentation demanderait, je crois, beaucoup de temps, et exigerait la plus grande prudence,
si on voulait la tenter chez un somnambule magnétique. Mais à quoi servirait-elle? Celui-ci dira à
M. Burdin : « Rendez-moi momentanément aveugle ;
assurez-vous que la moindre clarté ne puisse arriver
à mes yeux. Appliquez ensuite une lame de verre sur
l'imprimé ou l'écrit à la main que vous me donne-
rez à lire. Si, dans cet état, et en appuyant mes doigts
sur le verre, je transmets à mon cerveau la teneur
de l'écrit que vous m'aurez remis, j'aurai, je pense,
rempli la condition de votre programme. Mais pour la
remplir cette condition, j'ai besoin que toutes les propriétés de l'objet, en rapport avec mes doigts, soient
en évidence, pour que la couleur et la forme de cet
objet puissent être transmises à mon cerveau. En

un mot, mettez-moi dans les conditions que je puisse lire avec mes doigts comme vous lisez avec vos yeux. »

Dans l'intérêt de la science, je suis, messieurs, à votre disposition, et j'ai l'honneur de vous réitérer la proposition que j'ai faite à M. Dubois et à M. Bouillaud, de se rendre à Montpellier, ou bien de venir moi-même à Paris.

A Montpellier, le 10 octobre 1837.

PIGEAIRE, D. M. M.

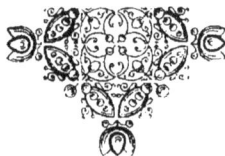

CHAPITRE II.

────

CONTINUATION DES EXPÉRIENCES A MONTPELLIER.

────

> « La manie de tout expliquer a répandu plus
> de ténèbres sur l'entendement humain, que
> l'ignorance même. »
> (*Philosophie de la Nature.*)

M. le professeur Lordat envoie à l'Académie de Médecine
le procès-verbal des expériences dont il a été témoin. —
MM. le comte Gonfalonieri, Jalaguier, Kuhnholtz, Ruelle,
Brandeis, MM. Broussonnet, Lordat, Lallemand, etc., assistent à d'autres expériences. — La somnambule, dans son
état magnétique, reconnaît la personne dont elle a touché
le portrait, il y a six mois, étant en somnambulisme. —
M. le docteur Clausade de Rabastens la soumet à cinq
épreuves de lecture avec un appareil opaque qu'il a con-
fectionné. — La somnambule indique les maladies de
quatre personnes mises en rapport avec elle. — En touchant un bas, elle désigne l'enfant à qui ce bas appartient, et
la maladie de cet enfant. — Somnambulisme d'un jeune
Brésilien. — Discussion avec le professeur Lallemand.

Nous avons vu, dans le chapitre précédent, que la
jeune somnambule avait désigné certains objets ren-
fermés dans des tabatières, avait annoncé l'arrivée

de trois ou quatre personnes encore hors de la salle où elle se trouvait; et, ce que nous n'avons pas dit, c'est que plusieurs fois elle avait indiqué l'heure et la minute, en tenant dans sa main une montre à double boite; enfin, qu'elle lisait, les yeux recouverts d'un appareil imperméable à la lumière.

Les expériences suivantes ne furent ni moins intéressantes ni moins heureuses par leurs résultats. M. le professeur Lordat avait reçu de M. Pariset, secrétaire perpétuel de l'Académie de Médecine, une lettre par laquelle il le priait de vouloir bien lui transmettre ses observations sur les faits que j'avais communiqués à l'Académie. M. Lordat envoya à l'illustre secrétaire, la copie des procès-verbaux qu'il avait dressés après chaque expérience, constatant la clairvoyance magnétique observée par lui avec toute la sévérité et la sagacité qui le distinguent.

Avant de répondre à M. Pariset, M. Lordat assista encore à une séance où se trouvaient mesdames Feline et Chamayou, M. le docteur Jeanjean et M. Feline, officier du génie. Après l'épreuve de la lecture dans un livre, M. Feline remit à la petite somnambule un carré de papier; elle y lut rapidement : *Les effets du magnétisme animal, quoique extraordinaires, ne peuvent plus être niés.* Elle fit ensuite une partie d'écarté avec M. Lordat. Elle jetait sa carte, coupait, faisait atout, fournissait de la couleur jouée, avec une précision admirable, et avec une vivacité qu'elle n'a pas dans son état normal.

M. Pariset avait demandé en outre des renseigne-

ments sur ce phénomène à un médecin étranger,
M. Brandeis, son ancien élève, qui se trouvait momentanément à Montpellier. Nous en rendîmes témoin
ce médecin, en compagnie de MM. le comte Gonfalonieri, Jalaguier et Kuhnholtz, agrégés à la Faculté
de Montpellier, et Ruelle, inspecteur de l'Académie.
L'occlusion des yeux ayant été minutieusement et
sévèrement constatée, la somnambule lut dans les
livres que ces messieurs avaient apportés. M. Brandeis nous remercia de l'avoir fait assister à cette expérience étonnante, et demanda la permission de nous
amener deux dames anglaises dont il était le médecin.

Huit jours après, il vint avec ces dames. MM. le
professeur Lordat, les docteurs Dupré, Kuhnholtz,
Thomas et deux autres personnes, assistèrent aussi
à cette séance, qui fut semblable aux précédentes.

Celle qui suivit excita notre surprise. Elle eut lieu
en présence de MM. les professeurs Broussonnet et
Lallemand, MM. Scipion Mourgue, préfet des hautes-
Alpes, Tesses, directeur des contributions, Broussonnet fils et Franc, agrégés à la Faculté de Médecine.

Toutes les précautions ayant été prises, la somnambule lut quelques lignes imprimées. M. Mourgue lui remit ensuite une phrase en anglais. Elle en
indiqua les lettres, prononça les syllabes, mais elle
ne put lire couramment la phrase écrite dans une
langue qu'elle ignore.

Avant de la rendre à sa vie ordinaire, j'eus l'idée
de faire mettre la petite somnambule en rapport avec

M. le professeur Broussonnet. Assise, et tenant dans sa main celle de M. Broussonnet debout devant elle, la somnambule commença par dire : « *Je ne connais pas monsieur;* » après une minute de réflexion : « *Non je ne le connais pas, mais j'ai vu son portrait il y a six mois, à l'hôpital, dans la chambre de M. Dumas.* » Le professeur Lallemand, qui avait assisté à cette expérience de l'hôpital, s'écria : « C'est fort extraordinaire ! Voilà qui est bien étonnant ! »

Après la séance, M. Broussonnet toucha la main de la petite demoiselle, lui demanda si elle le connaissait, si elle avait vu son portait; elle répondit : « *Non, monsieur,* » paraissant très surprise de ces questions.

Ces faits offrent un abîme au physiologiste qui veut les sonder. Les réflexions qu'ils suscitent m'ont fait passer bien des nuits sans sommeil. Nous ne pouvons apprécier les actes des somnambules par les facultés perceptives de la vie habituelle. De là, notre étonnement, notre répugnance même à croire ces phénomènes, si nous ne les avons souvent observés. Comment, me suis-je dit vingt fois, la somnambule ayant les yeux bandés, la tête basse, reconnaît-elle les traits de la personne dont elle tient la main, et dans ces traits, ceux d'un portrait lithographié qu'elle a touché, il y a six mois, étant en somnambulisme?

Un jour, madame Chamayou apporte un petit bas à la somnambule. Après l'avoir touché, elle dit : « Ce bas appartient à l'enfant de cette dame, qui se croyait enceinte. Il met des dents, la tête lui fait mal ; son ventre est gros et douloureux ; tout cela se dissipera quand les dents seront sorties. Sa maman n'a pas cessé de le nourrir ; elle a eu tort. »

M. Clausade de Rabastens, après avoir étudié le droit avec la plus grande distinction, et s'être ensuite livré à l'étude de la médecine, était venu à Montpellier soutenir sa thèse. Il avait reçu de son ami, M. Bousquet, secrétaire de l'Académie de Médecine, l'invitation d'observer la faculté magnétique de notre somnambule. « Avant de me présenter chez vous, nous dit M. Clausade, je vous dirai franchement que j'ai dû m'informer de votre moralité et de toutes les conditions qui s'y rattachent. Ne soyez pas surpris de ma manière d'agir ; il était question de magnétisme, et je suis méfiant. Ma visite vous prouve que toute ma confiance vous est acquise. J'espère que plus tard vous m'accorderez la vôtre. »

La grandeur, la forme et l'épaisseur du bandeau furent désignées par M. Clausade. Il appliqua sur les yeux de la somnambule une double bande de toile très fine pour que le coton en rame n'échauffât pas l'œil, et que sa titillation ne fatiguât pas les paupières. Il ajouta à la bandelette agglutinative qui colle le bord inférieur du bandeau au nez et aux joues, une languette de taffetas gommé, placée sur la partie de l'appareil correspondante aux goutières occulo-nasales ; l'extrémité inférieure de cette languette fut repliée et collée à la face interne des ailes du nez. Assistaient aussi à cette expérience, MM. Kuhnholtz et le professeur Serres.

Les yeux fixés sur l'appareil, et le touchant de temps en temps, pour bien s'assurer que l'occlusion de la vue reste complète, notre observateur tira un livre de sa poche et le donna à la somnambule; la lame de verre fut appliquée sur une page; après huit ou dix minutes d'attente, la lecture eut lieu. M. Clausade examina de nouveau l'appareil, et la magnétisée lut encore une phrase qui avait été écrite par lui, et qu'il n'avait communiquée à personne.

Quatre autres expériences semblables furent renouvelées de huit en huit jours, avec le même résultat.

Convaincu de la réalité d'un fait qui lui avait été démontré d'une manière si claire, si positive et si concluante, M. Clausade observa de nouveau chez M. Kuhnholtz des phénomènes magnétiques bien plus importants selon moi, par les conséquences que l'on peut en déduire, que celui de la lecture à travers un corps opaque.

Autant M. Clausade avait été soupçonneux et incrédule sur l'existence des effets magnétiques, autant il fut empressé à reconnaître et à proclamer la réalité de ces effets. Il en décrivit les détails circonstanciés dans sa thèse fort remarquable sur la médecine légale, qu'il soutint à la Faculté de Montpellier.

Le professeur Lallemand m'adressa un négociant de Châlons, jeune encore, mais ayant une infirmité bien singulière, celle de ne pouvoir écrire. Jouissant de la liberté de ses bras et de ses mains pour tous les exercices, aussitôt qu'il prenait une plume et qu'il voulait écrire, ses mains vacillaient quoique bien appuyées sur la table, et il ne pouvait former une seule lettre. Il avait été soumis, pendant trois semaines, au galvanisme, sans succès. Il fut mis en rapport avec notre somnambule, qui assura « que le magnétisme guérirait complètement ce monsieur, mais qu'il aurait besoin d'être magnétisé pendant long-temps. » Sa jeune dame, qui lui servait de secré-taire, mit la main dans celle de la somnambule, qui se prit à dire : « *Madame, vous avez bien mal à la tête.* » « C'est vrai, répondit cette dame, depuis ce matin j'ai la migraine. » Je conseillai à son mari d'essayer du magnétisme lorsqu'il serait rendu chez lui. « Je vous avouerai franchement, me dit-il, que si tout autre que M. Lallemand m'eût conseillé l'emploi d'un pareil moyen, je lui aurais ri au nez. — Eh ! monsieur, répliquai-je, on a ri de tout en France. On a ri de la décomposition de l'air et de l'eau ; on a ri du sucre de betterave, on a ri des bateaux à vapeur, etc., etc. Vous avez épuisé le savoir de tous les médecins que vous avez consultés, et vous n'avez pas ri de leurs ordonnances. Essayez du magnétisme. Si ce moyen dont l'action, sur quelques individus, est plus puis-sante que celle de l'électricité, et surtout plus du-rable, ne vous guérit pas ou n'améliore pas votre état, je regarde votre infirmité comme incurable. »

A quelque temps de là, le professeur Lallemand me dit qu'un malade demandait à consulter une som-nambule. Désireux de me convaincre de cette fa-culté magnétique qui sent, pour ainsi dire, les maux,

sans que nous sachions comment, j'essayai encore
ma somnambule. A peine eut-elle touché la main de
ce malade, elle se mit à dire : « Vos jambes, monsieur,
sont comme mortes. — Comment, répliquai-je, vous
êtes paralytique, vous ne pouvez pas remuer vos jambes ? — Non, monsieur. — Vous avez été bien malade
après votre arrivée en France, ajouta la somnambule,
mais à présent vous allez beaucoup mieux. » Ce
vieillard fit un signe affirmatif. Il lui demanda
si le magnétisme lui ferait du bien. La somnambule remua la tête et répondit : « Non, monsieur.
Après quelques magnétisations, vos jambes trem-
bleront, remueront un peu, vous pourrez ensuite
faire quelques pas dans votre chambre en prenant le
bras de votre fille; mais voilà tout. Cependant, quand
vous serez arrivé au terme de votre voyage, je vous
conseille de vous faire magnétiser. Cela donnera de la
force à votre corps, et vous vous trouverez mieux. »

M. B...., jeune Brésilien, épileptique, était venu
à Montpellier pour se faire opérer d'un hydrocèle.
La peur, ou la vue des instruments lui causa une
émotion si vive, qu'il fut atteint d'un accès épileptique; l'opération fut donc différée. Mais M. Lallemand désirant faire une expérience du même genre
que celle de M. Jules Cloquet, eut l'idée de soumettre ce jeune homme à l'action magnétique. Il le
magnétisa lui-même pendant plus d'un mois, sans
aucun succès.

Si le génie médical le plus profond qui sait découvrir la nature réelle d'une maladie, au milieu des

symptômes variés qu'elle présente ; si le coup d'œil rapide, le jugement sain et prompt qui guide la main de
l'opérateur ; si la sagacité instantanée qui fait parer
aux accidents quelquefois inévitables dans les opérations les mieux conduites ; si ces qualités précieuses,
dis-je, donnaient la faculté de produire des effets magnétiques, le professeur Lallemand posséderait au plus
haut degré cette faculté. Mais il n'en est pas ainsi : Il
faut, chez le magnétiseur, une volonté constante sans
tension cérébrale, sans raideur, sans faiblesse, sans
incertitude, sans timidité, sans crainte de ne pas produire des effets. La moindre distraction, la moindre
pensée étrangère au but que l'on se propose, suffit
pour empêcher tout résultat. Ce qu'on appelle les
passes n'est qu'une action secondaire propre à cap-
tiver notre volonté sur un point, celui d'obtenir des
effets magnétiques. Le professeur Lallemand n'était
pas du tout dans ces dispositions ; aussi il eut beau
abaisser et relever simultanément ses deux bras,
comme deux martinets, pendant plus d'un mois et
pendant une heure chaque jour, devant la figure de
son malade, qu'aucun signe magnétique ne se manifesta. Le zèle du professeur étant à bout, il me ren-
voya le Brésilien. Il vint accompagné de MM. Hubert, Eustache et Poulidou.

A la première magnétisation, il éprouva de l'é-
tourdissement ; ses yeux se fermaient involontairement. Quelques légers mouvements nerveux se ma-
nifestèrent à la figure. Le lendemain il y eut de la
somnolence. A la troisième opération, le somnambu-

lisme fut complet. Dans cet état, le buste et les bras du magnétisé étaient dirigés en avant, ses avant-bras légèrement fléchis. Il ne faisait aucun mouvement, et ressemblait à un magot pétrifié. Dans l'état somnambulique, il ne s'exprimait plus en français; aux questions que lui adressait son magnétiseur, il répondait en langue portugaise. M. Poulidou, son compatriote, nous traduisait ses réponses. Ce sujet, qui probablement nous aurait fourni quelques observations intéressantes, fut obligé, pour quelques affaires de famille, de quitter Montpellier.

Plus les effets physiologiques du magnétisme sont surprenants, plus ils excitent notre curiosité et plus aussi il est philosophique de vouloir les observer et en déduire des conséquences utiles à agrandir notre entendement. Lorsqu'en France, les savants voudront s'en occuper, lorsqu'ils auront foulé aux pieds le ridicule que quelques hommes passionnés ont cherché à déverser sur ceux qui veulent étudier et approfondir cette doctrine, les phénomènes magnétiques seront plus facilement appréciés. Les Français, que l'on accuse à tort de légèreté, sont cependant, sans contredit, bien meilleurs et bien plus sévères observateurs que les hommes du Nord, dont les idées métaphysiques et vaporeuses jettent du vague dans les observations les plus simples, à plus forte raison dans des questions où les idées psycologiques outrées peuvent nous pousser vers des régions inconnues que nous ne saurions atteindre.

Observons les faits, car les faits seuls sont la base

de toutes nos connaissances. Quand ce ne serait que par curiosité, nous devrions le faire, car ce sentiment a été dans tous les temps la cause la plus active du progrès des sciences.

Qu'un sot amour-propre ne nous empêche pas de reconnaître la réalité des faits après les avoir bien examinés, quand même ils détruiraient les théories que nous avions précédemment adoptées et défendues!

Dans ma lettre à l'Académie, je citai plusieurs médecins de Montpellier qui avaient assisté à nos expériences magnétiques. Quelque temps après, dans une réunion de dix à douze personnes, l'une d'elles interpella le professeur Lallemand, en lui disant : « Eh bien! M. Lallemand, vous qui, dans le temps, aviez nié la transposition des sens, vous avez donc changé de manière de voir?—Moi, répond le professeur, je n'ai jamais reconnu ce fait comme certain; j'ai bien dit à M. et à madame Pigeaire, après les expériences, que j'étais *convaincu de leur réalité;* mais, *c'est l'amitié que je leur porte depuis longues années qui m'a fait parler ainsi.* » Ce propos me fut rapporté le lendemain. Dès le même jour, nous demandâmes à M. Lallemand s'il croyait ou non au magnétisme? Sa réponse fut : « Oui, pour certains faits; non pour d'autres. » Pourquoi avez-vous dit hier, dans une société, que c'était par amitié pour M. et madame Pigeaire que vous leur aviez dit en être convaincu? — Je n'ai pas tenu ce propos. J'ai dit que je ne pouvais comprendre comment une simple feuille de papier, interposée entre le livre et

l'enfant, empêchait le phénomène de la lecture de
se produire. » Pourquoi, répliquai-je, une mince pellicule de soie empêche-t-elle la commotion électrique
la plus forte? Nous serions trop savants si nous pouvions expliquer ces phénomènes. Lorsque la somnambule lit dans un livre, à la page 20, par exemple,
avec laquelle elle se trouve en rapport, vous devriez lui
dire, « lisez sans tourner le feuillet à la page 21. »
Si sur la page 20, vous placez un autre écrit, elle
ne lira plus à cette page, mais bien l'écrit qui la recouvrira; si vous mettez une feuille de papier blanc,
elle vous dira, « il n'y a rien d'écrit. » Mais, si vous
appliquez immédiatement cette même feuille de papier sur l'appareil opaque qui recouvre ses yeux,
et que la feuille et l'appareil ne fassent, pour ainsi
dire, qu'un corps, au même instant la lecture aura
lieu. Mais là n'est pas la question. Le propos que
vous avez tenu nous fait jouer un sot rôle, et le vôtre
ne devient pas plus beau. Ou nous sommes dans l'erreur, ou nous sommes des imposteurs; dans le premier cas, nous serions excusables; mais vous ne
l'êtes pas, vous, qui dites être notre ami, de ne pas
nous faire reconnaître l'illusion où nous sommes,
et de ne pas nous faire remarquer en quoi pèchent
nos expériences! Si nous sommes des imposteurs,
vous avez joué le rôle de compère, et vous êtes aussi
coupable que nous. Car enfin, vous m'avez adressé
trois de vos malades pour les magnétiser; M. de Saint-
Criq, le négociant de Châlons et le Brésilien; après
avoir vous-même, pendant un mois, magnétisé ce

dernier dans l'intention de le rendre somnambule et de l'opérer dans cet état. Vous avez aussi conduit vous-même à l'expérience magnétique de l'hôpital Saint-Eloi, M. de Saint-Cricq qui marchait très-difficilement, et auquel vous donniez le bras. Vous l'avez encore amené chez moi, avec madame de Saint-Cricq et M. Vialars, pour les rendre témoins de l'une de nos expériences. »

« Dans une autre séance, où assistèrent MM. Broussonnet père et fils, vous manifestâtes votre enthousiasme, quand M. Broussonnet fils ayant pris sur la cheminée une lettre de faire part, pour l'interposer entre la tête de la somnambule, recouverte de son bandeau, et le livre, elle lut instantanément : « A Monsieur le docteur Pigeaire, en ville. » Vous fîtes ensuite remarquer que pendant la lecture, les rayons lumineux émanant du livre tombaient perpendiculairement sur les points de l'appareil correspondant aux yeux. Lorsque la somnambule, après avoir pris la main de M. le professeur Broussonnet, dit qu'elle avait vu son portrait six mois auparavant à l'hôpital, vous seul fîtes entendre des paroles exclamatives, parce que vous seul, des personnes présentes, aviez été témoin de l'expérience magnétique où ce portrait lui avait été remis. D'après le désir qu'avait manifesté M. le comte Gonfalonieri d'assister à une séance magnétique, je lui envoyai un billet d'invitation. Vous étiez avec lui quand il reçut mon billet ; vous en avez fait la lecture. Pourquoi ne l'avez-vous pas dissuadé d'assister à cette séance? Je n'ai pas

l'honneur d'être connu de lui. Je serais bien fâché
qu'un homme d'un caractère si noble eût pu croire,
d'après ce que vous avez dit, que je l'ai fait assister
à une mystification. » Le propos de M. Lallemand a
été au moins irréfléchi; et pourquoi? Parce que
dans le temps, il avait dit qu'il était impossible que
certains cataleptiques pussent voir autrement que
par leurs yeux. Je n'affirme pas, moi, qu'ils y voient;
je dis que, par une cause qui nous est inconnue, ils
se mettent en rapport avec les objets dont ils déter-
minent la forme et la couleur, ayant les yeux complètement fermés, et en dehors même de la direction de ces objets. Je dois dire que M. Lallemand,
après mes observations, voulut me faire une déclaration très explicite sur tous les phénomènes magnétiques qu'il avait vus. Elle n'aurait été d'aucune
valeur; on aurait pu présumer que l'amitié seule
l'avait dictée. C'est ce que pensa aussi un homme
respectable, témoin de notre discussion.

Si M. Lallemand était un homme ordinaire, s'il
n'occupait pas un rang élevé dans la science médicale, si ses paroles n'avaient pas de portée, j'aurais
passé sous silence les détails qu'on vient de lire,
et que je suis forcé de corroborer par les témoignages suivants, dont je ne suis que le fidèle rapporteur.

« Après votre départ de Montpellier, m'écrivait
un ami, M. Eustache a été reçu docteur en médecine. Il avait pour examinateurs, M. Lallemand,
président; M. le professeur Dubrueil et MM. Kuhn-

holtz et Bertin, agrégés, juges. A l'occasion d'une phrase de sa thèse, dans laquelle M. Eustache parlait du magnétisme en homme convaincu de son existence, M. Kuhnholtz l'obligea à faire une *petite profession de foi publique*, en le faisant *insister surtout, sur ce qu'il avait lui-même éprouvé*. M. Eustache parut d'abord embarrassé; il finit cependant par s'exécuter de bonne grâce, et raconta très en détail les convulsions que lui faisait éprouver les passes magnétiques. Après l'argumentation de la thèse, il s'établit une longue conversation sur le magnétisme, que de nombreux élèves écoutaient avec intérêt et surprise.

« Au secrétariat de la Faculté, il s'éleva une discussion assez animée entre MM. Lallemand et Kuhnholtz en présence de MM. Dubrueil et Bertin. M. Lallemand répéta encore que c'était par amitié pour M. et madame Pigeaire qu'il avait été *pour* le magnétisme en leur présence, et *contre* quand il était loin d'eux. Cependant il finit par avouer qu'il croyait au magnétisme. »

Enfin, et pour terminer ce paragraphe déjà trop long, je dois ajouter que M. le baron de Gargan, de Thionville nous a rapporté que M. le docteur Mareschal père, de Metz, lui avait dit : Qu'ayant eu occasion de demander au professeur Lallemand, son compatriote et son ami, ce qu'il pensait du magnétisme, M. Lallemand lui avait répondu : « Qu'il avait vu, à Montpellier, plusieurs effets magnétiques qu'il est impossible de croire si l'on n'en a pas été té-

moin; qu'il les avait vus et observés à plusieurs reprises, et *qu'ils étaient vrais*. Mais je vous en prie,
avait ajouté M. Lallemand, *ne répétez à personne ce
que je vous en dis.* »

Il m'est bien pénible d'être obligé de révéler de pareils propos. Mais on m'a mis dans la nécessité de défendre mon amour-propre d'honnête homme blessé, et
de me dévouer à la propagation de la vérité ; je ne suis
pas entiché de magnétisme ; mon caractère n'est pas
celui d'un illuminé. Mais je dois mon appui, quelque
faible qu'il soit, aux hommes honorables qui se sont
occupés de cette doctrine, et sur lesquels on a cherché
à déverser à pleines mains le ridicule, et même les plus
injustes sarcasmes. *Fais ce que dois, advienne que
pourra,* telle doit être la devise d'un homme d'honneur, et par conséquent du médecin. Le ridicule
retombera sur ceux qui auront repoussé, méconnu,
ou altéré la vérité.

Les sciences ne feraient aucun progrès si l'observation de faits nouveaux et inconnus ne venait modifier notre jugement, ou changer totalement notre manière de voir. Certaines théories, même physiques, qui paraissaient les mieux établies, sont tombées
tout à coup par l'observation d'un seul fait nouveau.
J'ai vu, dans mon enfance, d'anciens savants rire de
la prétendue découverte de l'oxigène, de l'azote, de
l'hydrogène. Plus tard, celui qui le premier appela
le sublimé córrosif, muriate de mercure suroxigéné,
se serait-il douté que cette substance ne contenait
pas un atôme d'oxigène ? Ce mot même n'est-il pas

devenu depuis long-temps impropre ? La chimie pneu-
matique n'avait-elle pas théorisé d'une manière sa-
vante, claire et précise la sanguification dans les organes pulmonaires ? Oxigénation du sang noir, développement de la chaleur, formation d'acide carbo-
nique, de vapeurs aqueuses, rien ne manquait à cette
explication. Lors donc que les théories physiques se
modifient et changent par de nouvelles observations,
vous traiteriez avec dédain certains phénomènes vitaux ? Vous les dites impossibles ! Mais la science de la
vie est si obscure, si mystérieuse et si profonde ! Quelque bonne opinion que vous ayez de votre savoir, serez-
vous assez téméraires pour assigner des limites au
possible ? Croyez plutôt, que plus nous étudions,
plus nous devons savoir que nous ne savons rien.
Fontenelle a dit avec raison : « Depuis fort long-temps
nous nous étudions nous-mêmes, et nous sommes
encore à nous demander comment nous sommes
faits. »

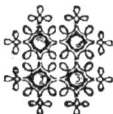

CHAPITRE III.

DES PARTISANTS DU MAGNÉTISME, ET DE LEURS ADVERSAIRES.

> « La prévention, l'esprit de corps, le désir
> de faire prévaloir des opinions qu'on avait
> légèrement soutenues, peuvent égarer des
> hommes d'un cœur droit et d'un esprit
> éclairé. »
>
> (DELEUZE, *Hist. crit. du Magnét. anim.*)

Les plus grandes découvertes ont éprouvé les plus grands
obstacles à être admises par les corps savants. — Les persécutions, les entraves, les calomnies n'arrêtent pas la marche du magnétisme. — Des médecins d'un grand renom
s'en occupent.— L'Académie de Médecine de Paris nomme
une commission pour faire des expériences dans les hôpitaux de Paris. — Diatribe de M. Dubois (d'Amiens) contre
cette commission. — Opinion de M. Husson sur le rapport
de M. Dubois, relatif aux expériences de M. le docteur
Berna. — Parallèle des magnétiseurs et de leurs adversaires.

L'HISTOIRE du magnétisme ressemble à celle de
toutes les grandes découvertes ; au lieu d'examiner
les faits, de les constater tels qu'ils se présentent, d'en

reconnaître la nature et la réalité par l'observation et le raisonnement, il s'est trouvé de tout temps, parmi les corps savants, des hommes qui ont répondu à ces faits par des dénégations. Nier est un rôle facile ; mais il ne prouve rien, et pour le soutenir, on a recours aux grands mots de jonglerie et d'imposture. On cherche à étouffer la vérité, on la dénature, on la conspue. Mais, plus forte que tous les obstacles, elle finit par triompher et par imposer silence à ses adversaires. Ceux qui l'ont soutenue ont reçu, il est vrai, quelques meurtrissures ; Galilée a beau frapper la terre de son pied et s'écrier : « Mais je la sens se mouvoir, » il fera, la corde au cou, amende honorable, s'il veut jouir de sa liberté.

La théorie de la circulation du sang a éprouvé de semblables obstacles. En vain le cœur et les vaisseaux offrent une disposition presque toute physique pour l'accomplissement de la fonction que ces organes ont à remplir, les hommes qui s'occupèrent de propager cette découverte furent, pendant plus d'un demi-siècle, traités de charlatans, d'imposteurs, de jongleurs, et le terme de *circulateurs*, par lequel on les désignait, devint un terme de mépris (1).

(1) « Guillaume Harvey passe généralement pour être l'auteur de la découverte de la circulation du sang. » Dans un ouvrage d'André Cisalpinus, écrit en 1594, il y a un passage qui contient fort clairement la doctrine de la circulation. Jean Leocinus, son commentateur, ajoute : que le frère Fra Paolo avait découvert la circulation du sang et les valvules des veines ; qu'il n'osa pas en parler, de peur de l'*inquisition*. Le livre qu'il en avait composé et qu'il avait communiqué seulement à Aquapendente, fut mis après

Il fallut que Louis XIV fît une maladie assez grave, et que son médecin lui administrât le tartre émétique, pour que l'arrêt du parlement, qui défendait l'emploi de cette substance, obtenu à la sollicitation du suprême corps médical, fût annulé.

Pour amuser Louis XV, un courtisan débauche une jeune et jolie fille; le roi fut infecté de la petite vérole dont il mourut. Les princes du sang furent de suite soumis à l'inoculation, et un autre arrêt du parlement, qui interdisait cette méthode, fut encore déchiré.

Chaque progrès apporté à la science médicale a été enrayé, dès son début, par les préjugés, l'amour-propre et l'intérêt de certains hommes, dont la position leur garantissait l'exploitation des souffrances humaines. Ainsi la circulation du sang, l'emploi du quinquina, de l'antimoine, l'inoculation, la vaccine, ont donné lieu à des diatribes virulentes de la part des détracteurs de ces grandes découvertes.

Examinons la conduite des adversaires du magnétisme : elle sera facilement jugée.

Mesmer, avons-nous dit, eut pour disciples les hommes les plus recommandables par leur savoir et leur position dans la société. Pas un d'eux ne révoqua en doute l'action magnétique. Cuvier seul se sépara de

sa mort, par ce dernier, en la bibliothèque de Saint-Marc, où il fut long-temps caché. Aquapendente découvrit ce secret à Harvey, qui était sous lui à Padoue, lequel le publia vers l'an 1620, étant de retour en Angleterre, pays de liberté, et s'en attribua la gloire. (*Dict. de Furetière.* »

Mesmer, par la raison seule que la théorie de ce dernier lui paraissait erronnée (1).

Les corps savants de cette époque se refusèrent à faire l'examen des effets du magnétisme. Il fallut que Louis XVI nommât, de son autorité, une commission prise parmi les membres de l'Académie des Sciences, de la Société Royale, et de la faculté de Médecine, pour faire un rapport sur cette doctrine. M. Husson nous dira plus loin comment fut fait ce rapport.

Nous avons dit aussi que Thouret, ayant à rendre compte des nombreux documents adressés à l'Académie des Sciences, ne parla que de ceux contraires à la doctrine du magnétisme, et passa sous silence tous ceux, bien plus nombreux, basés sur les effets de la magnétisation. Ce sont les auteurs de ces derniers qu'on taxe d'imposture ; et M. Thouret a fait l'acte d'un honnête homme !

Ni les persécutions, ni les entraves, ni les calomnies, n'arrêtent cependant les progrès du magnétisme. M. de Puységur, le professeur Deleuze et plusieurs

_____

(1 « Les effets obtenus sur des personnes déjà sans connaissance, avant que l'opération magnétique commençât, ceux qui ont lieu sur les autres personnes après que l'opération même leur a fait perdre connaissance, et ceux que présentent les animaux, ne permettent guère de douter que la proximité de deux corps animés, dans certaines positions et avec certains mouvements, n'ait un effet réel, indépendant de toute *participation de l'imagination*. Il paraît assez clairement aussi, que ces effets sont dus à une communication quelconque qui s'établit entre leurs systèmes nerveux. » (CUVIER. *Leçons d'Anat. comparée*, t. II, p. 118.)

autres savants, publient leurs découvertes et leurs observations, bien dignes d'être méditées sous le rapport de la physiologie, de la thérapeutique et de la psychologie.

Plus tard, des expériences nouvelles, accompagnées des précautions les plus minutieuses, sont faites dans les hôpitaux de Paris, et ont les plus heureux résultats. Le rapport si clair, si méthodique, si impartial, rédigé par M. Husson, l'un des commissaires chargés d'assister à ces expériences, excita à l'Académie de Médecine des débats très-longs et très-vifs. Cependant, dans sa séance du 14 janvier 1826, où siégeaient soixante membres, l'Académie avait décidé à la majorité de trente-cinq voix contre vingt-cinq, qu'une commission serait choisie dans son sein, pour s'occuper spécialement du magnétisme animal. L'existence du magnétisme fut donc reconnue par cette décision; car on ne peut s'occuper d'une chimère. Mais l'Académie, en voulant *étudier* dorénavant cette doctrine, prit, après avoir entendu le rapport de M. Husson, l'inconcevable décision de choisir la commission dans la minorité haineuse des vingt-cinq membres opposants; c'est-à-dire qu'elle confia cette mission aux ennemis les plus acharnés du magnétisme.

M. le professeur Rostan avait tracé avec talent, dans le *Dictionnaire de Médecine*, de 1825, l'historique des faits magnétiques qu'il avait observés. Il n'inséra pas même dans son article MAGNÉTISME ANIMAL, les faits les plus extraordinaires, dont il n'était pas pleinement convaincu. Eh bien! on a abreuvé de dégoût ce savant professeur. Il n'ose plus aujourd'hui parler de magnétisme; mais ses travaux restent, et ils ne seront pas perdus pour la science.

Le docteur Georget fut accablé de sarcasmes. Plus tard, on n'a pas manqué de dire qu'il avait rétracté, avant sa mort, tout ce qu'il avait écrit sur le magnétisme.

M. le docteur Bouillaud, qui n'a observé ni vu aucun fait magnétique, a compilé ce qui avait été dit pour et contre le magnétisme. Il traite d'imposteurs ou de dupes ceux qui en ont observé les effets. Comme certaines maladies nerveuses, et notamment la catalepsie, présentent des phénomènes semblables à ceux que produit quelquefois la magnétisation, il lance l'anathème contre les médecins qui les ont observés. En parlant d'un des médecins les plus instruits qu'ait possédé la ville de Lyon, il dit : « Petetin, de *plaisante* mémoire. » De sorte que l'auteur de l'électricité animale, dont la mort fut un deuil général chez les Lyonnais, est comparé à un farceur. L'histoire des curieux phénomènes qu'il avait observés ne serait qu'un roman (1).

M. le docteur Dubois (d'Amiens), dans une brobrochure publiée en 1833, et intitulée : *Examen historique et raisonné des expériences prétendues magnétiques faites par la commission de l'Académie de Médecine de 1826*, se déclare en état d'hos-

(1) *Dict. de Médecine et de Chirurgie pratique.*

tilité contre le magnétisme. Ces *bons* commissaires, dit M. Dubois, ont été des *niais* et des *dupes*. Il se croit, lui, plus éclairé sur la valeur des expériences auxquelles il n'a pas assisté, que les membres mêmes de la commission qui les ont sévèrement et minutieusement observées. Il accumule à chaque page le ridicule et le persiflage, non-seulement sur le rapport de la commission, mais encore sur quelques uns de ses membres.

M. Dubois porte une haine invétérée aux magnétiseurs; il leur sera constamment *hostile*. Il ne croit pas au magnétisme. S'il avait eu un peu de respect pour lui-même, aurait-il fait partie de la commission de 1837, chargée d'observer et de constater des phénomènes auxquels il ne voudra jamais croire? Il est donc entré dans cette commission pour dénaturer les faits dont il sera témoin? Il n'a donc pas senti que l'opinion qu'il émettra ne sera d'aucune autorité? M. Dubois n'y regardera pas de si près. Il se chargera même de l'office de rapporteur, pour rendre compte des expériences de M. Berna. Quel sera son rapport?

« Ce rapport, dit M. Husson, se réduit à des omissions historiques graves, à des réticences nombreuses et certainement blâmables, à des conclusions vicieuses, et à une rédaction, amusante peut-être, mais déplacée même d'après le jugement des amis du rapporteur. »

« Dans cette position, messieurs, vous ne pouvez adopter ce travail, parce que vous ne pouvez approuver ni les omissions, ni les *infidélités* historiques, ni le ridicule versé sur un jeune confrère connu pour un homme studieux et honorable (1). » Le langage de M. Husson eut été bien plus sévère encore, s'il avait connu la manière dont s'étaient conduits les commissaires dans les expériences de M. Berna (2).

M. Husson demande à M. Dubois : « Dans quelle intention, après avoir parlé de l'extraction d'une dent faite par M. Oudet, chez une femme plongée dans le sommeil magnétique, il avait *omis* de dire que huit jours après la communication de M. Oudet, M. Jules Cloquet en renouvelait devant l'Académie une bien plus importante? Il s'agissait de l'extirpation d'un sein, pratiquée pendant le somnambulisme. C'était, à coup sûr, une opération plus grave, plus douloureuse, plus longue, bien autrement délicate que l'extraction d'une dent ; c'était un fait qui pouvait paraître à l'Académie assez saillant et assez extraordinaire *pour qu'elle voulût étudier de nouveau* cette singulière puissance qui engourdit la sensibilité pendant une des plus grandes opérations de la chirurgie. Mais si on eût rapproché ce fait de celui de M. Oudet, on aurait appelé de nouveau, et plus fortement encore, l'attention publique sur ces exemples de l'étonnante insensibilité observée par nos deux

(1) Opinion de M Husson, prononcée à l'Académie de Médecine, séance du 22 août 1837, sur le rapport de M. Dubois (d'Amiens), relatif au magnétisme animal.

(2) Voyez Examen et réfutation du rapport de M. Dubois (d'Amiens), par M. D. J. Berna, docteur en médecine Paris, 1838.

confrères, et attestée par l'un deux, maître en
cette partie de la science, puisqu'il est professeur
de chirurgie clinique; c'est ce qu'on voulait éviter
dans un rapport qui ne contenait que des faits né-
gatifs. Puisqu'on voulait faire l'histoire du magnétisme, on aurait dû savoir que l'histoire ne supporte
point de pareilles omissions, qui, si elles ne sont
point coupables, sont au moins très-condamnables. »

Telles sont les paroles de blâme qui, en pleine
Académie, ont été jetées à la face de M. Dubois
(d'Amiens.)

M. Husson ajoute : « N'était-il pas également du
devoir de M. Dubois, qu'après avoir rétrogradé de
cinquante-trois ans pour chercher, dans le passé,
des opinions dont les auteurs n'existent plus, il fit
mention des travaux entrepris de son temps par la
commission de 1826 ? Ne devait-il pas rappeler
qu'après six ans de peines, de patience, de dégoûts,
cette commission avait fait à l'Académie, les 21 et
28 juin 1831, un rapport dans lequel elle avait
établi que le magnétisme, qu'elle avait *examiné* et
étudié, n'était pas le même que celui qu'on avait
prétendu juger en 1784 ; qu'il n'était plus question
de baquets, de baguettes, de crises, de musique,
de nombreuses réunions de magnétiseurs et de magnétisés, de chaînes, de convulsions, d'arbres magnétisés ; qu'un phénomène nouveau, inconnu des
commissaires de 1784, le somnambulisme, avait
été observé depuis cette époque, et que la commission de 1826 avait cherché à en faire *une étude*

particulière? Non. M. Dubois a gardé un silence
absolu sur cette nouvelle position, sur ce fait nouveau et inexplicable; il a accumulé les déclarations
contraires au magnétisme, déclarations qu'il a été
prendre cinquante-trois ans derrière lui, et il n'en a
fait aucune qui lui fût favorable, aucune que les
témoins, encore vivants, auraient pu défendre, si
on les eût attaqués. Est-ce là de la bonne foi? est-ce
là de l'impartialité? est-ce là faire l'histoire académique du magnétisme? Qui vous empêchait de la
faire, cette histoire? C'était votre devoir: vous l'aviez
rempli pour les commissaires de 1784, et vous vous
en affranchissez pour la commission de 1826. Auriez-
vous prétendu nier les faits que nous avons vus, et dont
vous n'avez pas été témoin, et que, par conséquent,
vous ne pouvez pas juger? N'auriez-vous de croyance
que pour ceux qui sont contraires à l'existence du
magnétisme? Auriez-vous rejeté impitoyablement
ceux qui établissent une opinion opposée à la vôtre,
et que vous attestent des collègues tout aussi mé-
fiants, tout aussi éclairés, tout aussi judicieux que
vous? Ces faits, il est vrai, ne cadrent pas avec
vos opinions connues et publiées; ce ne sont pas
moins des faits *prouvés* et *positifs.* Ils vous paraissent extraordinaires; mais devez-vous en conclure
qu'ils n'ont pas eu lieu? La portée de l'intelligence
humaine est-elle donc la mesure de la réalité de
tous les phénomènes extraordinaires dont nous
sommes environnés? « Vous dites que vous res-
pectez nos convictions. Faut-il vous remercier de

6

votre généreuse concession ? Fau t-il vous savoir gré
de cette espèce de pitié que l'on accorde aux extatiques, aux illuminés, et que vous paraissez bien
vouloir laisser tomber jusqu'à nous ? »

Remercions M. Dubois (d'Amiens) de nous avoir
valu ces paroles éloquentes; elles ont d'autant plus
de force qu'elles émanent d'un des médecins les
plus instruits de la capitale, et qui ne s'est jamais
occupé personnellement de magnétisme. M. Dubois
avait cité complaisamment le rapport des commissaires de 1784. Il est temps que les autorités in-
cessamment citées par les adversaires du magnétisme soient également jugées à leur juste valeur.
Voici ce qu'en dit M. Husson : « Ne croyez pas,
messieurs, que ces commissaires de 1784 étaient
les commissaires des compagnies auxquelles ils appartenaient; il faut vous détromper à cet égard. L'A-
cadémie des Sciences avait constamment repoussé
les tentatives que fit Mesmer auprès d'elle, pour la
rendre témoin de ces expériences. Le crédit, la position de M. Leroi, alors président de cette compagnie, et qui avait assisté à quelques expériences
magnétiques, avaient échoué complètement auprès
de ses collègues.

« La Faculté de Médecine lui fit le même refus,
par la raison qu'*elle craignait de lui donner, par
cette mesure, de la célébrité* à lui et à l'un des
membres les plus distingués de la Faculté, M. Deslon, que M. Dubois appelle *un* M. Deslon. »

« C'est après tous ces refus, que Louis XVI nomma de sa propre et souveraine autorité des commissaires qu'il dût naturellement choisir dans les compagnies qui avaient refusé d'examiner la doctrine nouvelle. Ces commissaires furent MM. Borie, Sallin, Darcet et Guillotin, membres de la Faculté ; MM. Franklin, Lenoir, Bailly, de Borie et Lavoisier, de l'Académie des Sciences ; MM. Poissonnier Despériers, Mauduit, Andry, Caille et de Jussieu, de la Société royale de Médecine.

« M. Dubois, dans son rapport, rappelle sommairement les expériences faites par ces savants en 1784; il fait connaître les conclusions prises par ces commissaires, et il invoque à leur appui l'autorité des noms célèbres de Franklin, Bailly, Lavoisier, Darcet ; mais il se garde bien de nous dire comment, à cette époque, il y a cinquante-trois ans, ces hommes illustres faisaient leurs expériences. Je vais suppléer à cette omission du rapport de M. Dubois ; l'Académie jugera s'il y a beaucoup d'impartialité à ne pas lui avoir rappelé ces détails ; elle appréciera si un jugement porté avec si peu d'ensemble et de soin, peut être cité comme irrévocable, et s'il doit inspirer une confiance aveugle.

« Les malades distingués qui viennent au traitement pour leur santé, disent les commissaires du roi, pourraient être *importunés* par leurs questions; le soin de les observer pourrait ou les *gêner* ou leur *déplaire* ; les commissaires eux-mêmes seraient gênés par leur discrétion. *Ils ont donc arrêté* que leur assiduité *n'étant point nécessaire à*

ce traitement, il suffisait que quelques uns d'eux
y vinssent *de temps en temps* pour confirmer les
premières observations générales, en faire de nouvelles, s'il y avait lieu, et en rendre compte à la
commission (1).

« On ne peut s'empêcher de reconnaître que ce
n'est pas de cette manière que l'on fait à présent
des expériences, ni que l'on observe les faits nouveaux. Et quel que soit l'éclat que la réputation de
Franklin, Bailly, Lavoisier et Darcet, réfléchisse
encore sur une génération qui n'est plus la leur;
quel que soit le respect qui environne leur mémoire
et le malheur de deux d'entre eux; quel qu'ait été
enfin l'assentiment général qui pendant quarante
ans a été accordé à leur rapport, il est certain que
le jugement qu'ils ont porté *pèche par la base radicale*, par une manière peu rigoureuse de procéder dans l'étude de la question qu'ils étaient chargés d'examiner. »

Voilà donc la frêle base sur laquelle s'appuie de
nos jours M. Dubois (d'Amiens), pour soutenir qu'il
n'y a que des cerveaux creux qui puissent s'occuper de magnétisme.

Mais ce qu'il n'a pas dit, et ce qu'il aurait dû
dire, c'est que M. de Jussieu, l'un des commissaires
de la Société royale de Médecine, qui avait observé
assidûment, et avec toutes les précautions imagina-
bles, les phénomènes qui se manifestaient dans les

(1) Rapport des commissaires du Roi, 1784, in-4°, p. 8.

traitements magnétiques chez Deslon, refusa de joindre sa signature à celle des autres commissaires. Il fit un rapport particulier des faits qu'il avait rigoureusement observés. Il les relata minutieusement; et, bravant le ridicule, M. de Jussieu eut le courage de se séparer de Franklin et de Lavoisier, et de publier la vérité (1).

De tous les points de la France, des hommes du plus grand mérite, qui avaient étudié et pratiqué le magnétisme, critiquèrent le rapport de MM. les commissaires du roi. Ils les accusèrent d'avoir voulu humilier Mesmer; d'être prévenus contre une découverte qu'ils n'avaient pas faite, et qui contrariait des opinions reçues et des préjugés académiques plus difficiles à détruire que tous les autres. On les accusa de s'être refusés à faire et à recueillir des observations comparées des maladies traitées par le magnétisme et par les moyens ordinaires; de n'avoir pas assez multiplié et varié leurs expériences; d'avoir *altéré* et même *omis* les faits les plus favorables au magnétisme.

En mettant de côté ces accusations, et appréciant le rapport des commissaires tels qu'ils l'ont rédigé, il en ressort, nous le répétons, ce fait essentiel, *la production* de phénomènes, qui deviennent des phénomènes magnétiques, puisque les causes, auxquelles on les attribuait, l'attouche-

(1) Rapport de l'un des commissaires de la Société royale de Médecine de Paris, 1784, in-8°, p. 79.

ment, l'imitation et l'imagination, sont erronées.

Je demande à tout homme impartial et libre de tout préjugé, où est la franchise? D'un côté, c'est Mesmer proclamant sa découverte, établissant un traitement magnétique où tout le monde peut être admis, suivi par des disciples nombreux, tous hommes de science ou éminents par leur position sociale; de l'autre, ce sont des membres des Académies et de la Faculté de Médecine, qui par jalousie ou esprit de corps, se refusent à assister aux expériences de Mesmer? Ces derniers ne restaient-ils pas libres dans les conclusions qu'ils auraient eu à en porter?

Quel est le rapport qui inspire le plus de confiance, de celui très-circonstancié de M. de Jussieu qui, en observateur sévère et consciencieux, a été témoin assidu des expériences magnétiques faites chez Deslon, ou du rapport des autres commissaires qui y assistent de temps en temps, en spectateurs bénévoles, (on dirait aujourd'hui en amateurs) et qui, néanmoins, sont forcés d'avouer que des phénomènes ont été produits?

Quelle est la conduite la plus digne d'estime, de celle de M. Deslon, qui préfère perdre sa place de docteur régent à la Faculté de Médecine et les émoluments qui y sont attachés, que de mentir à sa conscience, ou de celle des membres de la faculté qui expulsent de son sein un de leurs collègues? Ils rendent un décret motivé sur ce que M. Deslon et quelques autres docteurs de l'ordre : « Oubliant leur serment, et les vertus qui conviennent à un

médecin, se sont enrôlés dans une milice de charlatans, qui, trompant les mortels crédules par l'espoir illusoire de les guérir, tend des embûches *ca-
chées* aux bonnes mœurs, à la santé et à la fortune
des citoyens? »

Quoi! le magnétisme n'existe pas, et vous avez
besoin d'avoir recours à des moyens si violents pour
le proscrire!

A qui accordera-t-on plus de lumière sur le magnétisme animal? Sera-ce à M. Deleuze, dont les qualités
morales ont fait tant d'honneur à l'humanité, et dont
les écrits reposent sur des faits positifs qu'il a observés pendant trente années, ou à M. Virey, homme
d'un profond savoir à la vérité, mais qui, n'ayant rien
vu, absolument rien vu en fait de magnétisme, entre
cependant à ce sujet dans des digressions à perte de
vue, où il est souvent en contradiction avec lui-même.

Auquel des deux articles, l'un de M. le professeur
Rostan, l'autre de M. le professeur Bouillaud, insérés
dans deux dictionnaires de médecine, donnera-t-on
la préférence? M. Rostan a publié plusieurs phénomènes très-curieux qu'il a développés en *magnéti-
sant* lui-même. M. Bouillaud a *rapporté* seulement
ce qu'ont dit les magnétiseurs et leurs adversaires. Il
verse à pleines mains le sarcasme et le ridicule sur
les premiers; il donne raison à leurs antagonistes,
parce que comme ceux-ci, il ne s'est occupé du magnétisme que pour manifester la haine qu'il lui porte.

Que l'on compare la conduite de la commission
nommée en 1826 par l'Académie de Médecine, avec

celle de 1837 qui a assisté aux expériences de M. le docteur Berna !

Que l'on mette en parallèle le rapport de M. Husson, et celui de M. Dubois (d'Amiens), et que l'on juge !

On verra, par l'examen des faits que nous venons de citer, de quel côté se trouve la vérité ou le mensonge ; la dignité du langage ou le dévergondage des expressions ; la bonne foi, l'exactitude et la sévérité dans les observations, ou la partialité la plus révoltante, et l'intention bien arrêtée, bien positive, de nier tous les faits ou d'assister à des expériences magnétiques qui exigent le plus grand calme, non pour les observer judicieusement, mais pour y porter le trouble, les rendre impossibles, et les dénaturer ensuite par un récit mensonger.

Nous dirons à nos adversaires : Votre langage et vos actes sont semblables au langage et aux actes de vos devanciers qui voulurent repousser des découvertes utiles. Leurs passions sont les vôtres. Vous appelez dupes ou imposteurs ceux qui s'occupent du magnétisme; vous donnez le nom de *farceuse* à une dame âgée de soixante-quatre ans, à qui un célèbre opérateur, un professeur de la Faculté de Médecine de Paris, M. Jules Cloquet, fit l'extirpation d'un sein cancéreux pendant qu'elle était en somnambulisme, sans qu'elle donnât le moindre signe de sensibilité, sans que la moindre altération se fît remarquer dans les traits de sa figure, quoique l'opération fût longue, et que l'opérateur, étonné de ce phénomène,

ne se hâtât pas de la terminer. On ne feint pas l'insensibilité sous le tranchant du bistouri.

Au lieu d'étudier de pareils faits, au lieu de chercher à en produire de semblables pour les utiliser au
profit de la science et de l'humanité, vous les reniez,
vous les dénigrez, vous, qui ne les avez pas vus!

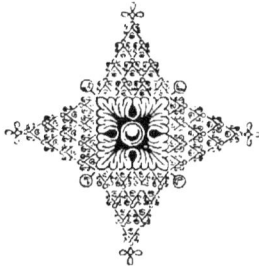

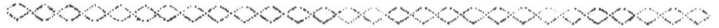

CHAPITRE IV.

EXPÉRIENCES MAGNÉTIQUES FAITES A PARIS, CONSTATANT
LA VISION A TRAVERS UN CORPS OPAQUE.

> La vérité ne craint pas de se montrer
> au grand jour.

M. Bousquet, chargé du rapport sur le mémoire adressé à l'Académie, est forcé d'en interrompre la lecture. — Expériences sur la lucidité magnétique constatée par MM. Adelon, Bousquet, Deleuze, Ribes, Orfila, J. Cloquet, Pelletier, Arago, Pariset, George Sand, Frapart, Lesseps, Vimont, de Potter, Mauguin, d'Althon Shée, etc., etc. — Procès-verbaux de ces expériences.

MM. Bousquet et Guéneau de Mussy avaient été chargés de faire un rapport sur le Mémoire inséré au chapitre premier, que j'avais adressé à l'Aca-

démie de Médecine. Ces Messieurs exposaient les
faits tels que je les avais observés, sans les confirmer,
ni les infirmer. « Si le manuscrit dont nous avons
à vous entretenir, disait M. le rapporteur, traitait
d'un sujet ordinaire, notre premier devoir serait de
vous le faire connaître par une analyse; mais on
y parle de magnétisme animal, sorte d'exception
physiologique dont les titres ne sont encore ni bien
constatés, ni même bien reconnus. Il y a plus d'un
demi-siècle que le magnétisme animal aspire à
prendre place dans la science, sans pouvoir y parvenir (1). C'est que, d'une part, ce qu'il rapporte
est si étrange, si merveilleux, si peu vraisemblable,
que la raison révoltée s'en défend (2); et de l'autre,
on peut le dire ici, il n'est pas toujours tombé en
bonnes mains. Très-souvent le charlatanisme s'en
est emparé, et il est des personnes qui croient que
l'ignorance et la fourberie ont fait tort au savoir et
à la bonne foi (3). »

(1) Il a cela de commun avec la découverte de la circulation.
(*Note de l'auteur.*)

(2) Ce merveilleux, ce si peu vraisemblable, s'observe dans le
somnambulisme naturel, et dans plusieurs cas de catalepsie.

(3) J'aurais bien désiré, pour mon instruction, de connaître
quand et comment le charlatanisme, l'ignorance et la fourberie,
ont empêché la propagation du magnétisme. Cette accusation ba-
nale sent un peu celle portée contre Deslon, par l'ancienne Faculté de Médecine. Elle pourrait faire tort à tous ceux qui s'occupent de cette doctrine. D'ailleurs, Mesmer, Deslon, de Puységur, Deleuze, Rostan, Georget, Bertrand, Foisac, etc., etc., ne
sont pas sans doute regardés comme des ignorants et des fourbes?
Pourquoi n'a-t-on pas étudié leurs travaux ? (*Notes de l'auteur.*)

« Ce reproche ne saurait atteindre l'auteur du
manuscrit dont nous avons à vous rendre compte.
Docteur en médecine comme nous, nous lui accor-
dons tous les sentiments d'honneur et de délicatesse
que ce titre fait supposer. Néanmoins, s'il était isolé,
s'il habitait une ville étrangère aux sciences médicales, s'il n'agissait pas sur sa propre fille, et si
cette fille n'était pas une enfant de dix à onze ans,
s'il avait à citer moins d'autorités, ou d'autorités
moins respectables ; enfin, *si nous n'avions pas pris
des informations particulières,* nous l'avouons sans
détour, nous aurions donné moins d'attention au
Mémoire de notre confrère, et nous ne vous deman-
derions pas la vôtre. Mais les Académies ont des
devoirs à remplir : impassibles comme la science
dont elles sont dépositaires, elles accueillent tous les
faits, elles entendent toutes les opinions, et après
en avoir pris une connaissance exacte, elles jugent.
Vos commissaires attendront votre jugement pour se
former le leur, sur la réalité des choses dont ils vont
vous entretenir. »

Un langage si simple et si modéré ne fut d'aucune
autorité auprès de quelques membres de l'Académie.
A peine M. le rapporteur eut-il cité quelques phrases
de mon manuscrit, que les vociférations injurieuses
et les trépignements de cinq à six de ses collègues,
l'empêchèrent de continuer la lecture de son travail ;
et, chose inouïe, l'organe d'une commission nommée
par l'Académie, ne put achever la lecture d'un
rapport demandé par l'Académie elle-même.

Ceux qui, naguères, en pleine Académie, avaient fait un appel solennel aux hommes qui s'occupent du magnétisme, furent les principaux interrupteurs. Ils s'opposaient même à la communication du procès-verbal de M. Lordat, auprès de qui ils avaient fait demander les renseignements que ce professeur leur avait adressés.

Ces pièces furent renvoyées à la commission dite du magnétisme. Ainsi, l'Académie ne sera instruite d'aucun fait. MM. les commissaires auront leurs coudées franches. Ils dresseront, à leur manière, le rapport qu'ils auront à en faire, s'il y a lieu.

Instruit de la disposition de nos adversaires, je savais ce que je devais en attendre, d'après leur conduite envers leurs collègues, MM. Guéneau de Mussy et Bousquet. Avant mon départ de Montpellier, un de mes amis me disait : « Vous allez vous embarquer sur une mer orageuse où vous rencontrerez des pirates ; prenez garde à leurs embûches. — Je tiendrai la haute mer, répondis-je ; la main sur le gouvernail, je les attendrai en face. Il est probable qu'ils n'accepteront pas le combat ; il vireront de bord, et prendront pour excuse que c'est moi qui voulais leur tendre des piéges. »

A mon arrivée à Paris, je fus rendre visite à M. Bousquet. Je me souviendrai toujours du bienveillant accueil qu'il me fit.

Les renseignements que lui avait transmis M. Clausade sur la clairvoyance de ma jeune somnambule ; ceux que M. Pariset avait reçus de M. le docteur

Brandeis, les détails très-circonstanciés de ce phénomène donnés par M. le professeur Lordat, n'avaient
pas ébranlé l'incrédulité de M. Bousquet sur le magnétisme. Il désirait observer lui-même le phénomène de la lucidité somnambulique d'une manière sévère, mais consciencieuse. « Je serai, lui
dis-je, à votre disposition tant que vous voudrez.
Je ne ferai aucune expérience devant votre commission du magnétisme, avant que le fait que j'ai à
lui montrer ne soit vu et constaté par un grand
nombre de personnes, dont le témoignage soit d'une
grande autorité auprès de tous ceux qui s'occupent
de sciences.

«Ainsi, Monsieur, nous commencerons par faire
des expériences préparatoires auxquelles n'assisteront que ceux qui y seront invités et amenés par
vous-même. Choisissez des hommes incrédules, mais
impartiaux, désirant observer ce phénomène, et
capables d'en constater la réalité si elle leur est démontrée. »

Quelques jours après, MM. Adelon, professeur
à la Faculté de Médecine, Bousquet, Cornac et
Guéneau de Mussy, tous les quatre membres de
l'Académie, se réunirent chez moi. Ils examinèrent
l'appareil d'occlusion, et en constatèrent l'opacité.
M. Bousquet aida lui-même à son application sur la
somnambule. Il fut collé avec du taffetas d'Angleterre par son bord inférieur sur le nez, les gouttières oculo-nasales et les joues. Chacun s'assura si
cette application était bien exacte. L'état magnétique

de l'enfant se développa petit à petit. M. Cornac, qui avait apporté un Malherbe, d'un petit format, le mit sur la table ; une lame de verre fut appliquée sur une page, et la somnambule y ayant promené ses doigts, en lut deux strophes. L'étonnement des assistants était remarquable. M. Adelon dit : « *Ceci, messieurs, renverse toutes nos idées reçues.* » M. Cornac se mit à dire : « *Je n'ai rien vu de semblable chez M. Berna.* » Cet académicien alla lui-même chercher un jeu de cartes, et fit une partie d'écarté avec la somnambule.

Après l'expérience, M. Cornac appliqua l'appareil sur ses yeux. Il contracta pendant long-temps, et dans tous les sens, les muscles de sa figure, et se convainquit que l'appareil ne pouvait ni se déranger, ni se décoller. Quoiqu'il fut placé devant la fenêtre, il avoua que ses yeux étaient dans l'obscurité la plus profonde.

La seconde expérience eut lieu huit jours après, en présence de MM. Bousquet, Cornac, Delens, membres de l'Académie, et MM. les docteurs Sernin, de Narbonne, Dupré et Miquel. L'épreuve fut plus difficile et même plus pénible pour la somnambule ; la clairvoyance fut plus longue à se manifester ; mais les résultats furent les mêmes que dans la séance précédente.

A l'expérience suivante, assistèrent MM. Arago, Bousquet, Gerdy, Mialle, Orfila, Réveillé-Parise et Ribes. MM. Arago et Orfila firent l'examen de l'appareil, se l'appliquèrent sur les yeux, et déclarèrent que

son opacité était complète. L'enfant fut magnétisé.
M. Bousquet se chargea de l'application de l'appareil. La somnambule se montra très-inquiète. Sa
maman et tous les assistants la prièrent de remettre
la séance à un autre jour. La magnétisée dit et répéta plusieurs fois qu'elle avait mal à la tête; que
les observations la fatiguaient; qu'on la laissât tranquille; qu'elle voulait lire et qu'elle lirait. M. Gerdy,
attendu quelque part, sortit.

Je fis observer que l'appareil, manié et essayé
par plusieurs personnes, s'imprégnait peut-être d'é-
manations étrangères qui irritaient la somnambule,
et rendaient plus difficile le développement de ses
facultés somnambuliques. « Surtout, répliqua M. Arago, lorsqu'un incrédule comme moi l'a appliqué sur
sa figure. »

Ce ne fut qu'après plus d'une heure d'attente
que la clairvoyance magnétique se manifesta. La
somnambule, qu'on avait laissée à elle-même, prit le
livre qui était sur la table; l'un de ces messieurs
l'ouvrit, la lame de verre y fut appliquée, et l'enfant
commença à lire. La surprise des spectateurs fut
d'autant plus grande qu'ils ne s'attendaient pas à la
réussite de l'épreuve, quoique la magnétisée eût as-
suré qu'elle lirait. Je ne pourrais que difficilement
rendre l'étonnement peint sur la belle figure de
M. Arago, lorsqu'il vit que l'enfant lisait; il resta
interdit; ses yeux, fixés sur la somnambule, avaient
quelque chose de particulier qui frappa tous les assistants. Après la lecture de deux ou trois lignes, la

somnambule demanda un peu de repos. Cinq minutes après, elle s'apprêta de nouveau à lire, M. Arago tourna deux ou trois feuillets, et le verre fut appliqué sur la page mise à découvert. Cette lecture fut faite plus rapidement que la première. Il va sans dire qu'à chaque fois ces messieurs constatèrent qu'il ne s'était pas opéré le moindre dérangement dans l'appareil, et que l'occlusion des yeux était parfaite.

M. Orfila fit ensuite une partie d'écarté avec la somnambule.

Après la séance, il dit à ses collègues : « Qu'il « fallait proclamer ce phénomène sur les toits. Qu'il « fallait dresser un procès-verbal de cette expérience, « afin de constater un fait qui pouvait être d'une « conséquence immense pour l'étude de la physio- « logie. » M. Bousquet fut invité à dresser le procès-verbal de cette séance, et à l'envoyer aux assistants pour le signer.

MM. Bousquet, Esquirol, Gerdy, J. Cloquet, Velpeau, membres de l'Académie de Médecine ; MM. Lesseps, rédacteur en chef du *Journal du Commerce*, le docteur Donné, collaborateur au *Journal des Débats*, assistèrent à la séance suivante. Avant de commencer l'expérience, on s'entretint de celles qui avaient eu lieu. M. Donné dit à ces messieurs, que M. Arago lui avait fait le détail de l'expérience précédente, et qu'il cherchait une théorie pour expliquer le phénomène extraordinaire dont il avait été témoin. « Eh bien, observa M. Cloquet, puisque M. Arago cherche

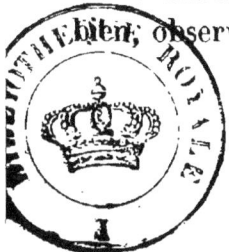

une théorie applicable à ce fait, il est donc bien convaincu du fait lui-même. « Sans doute qu'il en est convaincu, » ajouta M. Donné.

L'appareil d'occlusion fut remis ensuite entre les mains des assitants. M. Gerdy se l'appliqua. Il distinguait, dit-il, la lumière de l'obscurité, mais il ne pourrait apercevoir quoi que ce soit. Il annonça qu'il allait se diriger vers la fenètre, et il fut tout droit dans un coin du salon. L'examen du bandeau terminé, on procéda à l'expérience.

MM. Bousquet et Gerdy appliquèrent l'appareil à la somnambule. Après une demi-heure, elle fut disposée à lire. Le résultat de cette séance fut semblable à celui des précédentes.

M. Gerdy enleva lui-même l'appareil; il le renversa du haut en bas. Les tampons de coton, la double toile appliquée sur les yeux, étaient dans la position où ils avaient été placés. Le bandeau restait flottant et adhérent par son bord inférieur au taffetas d'Angleterre, collé encore aux parties qu'il recouvrait.

M. Gerdy aperçut un tout petit pertuis, non au bandeau, mais vers le bord inférieur de la bandelette de taffetas gommé; pertuis apercevable lorsque le bandeau et le taffetas étaient devenus flottants; mais quand l'appareil était appliqué sur les yeux et le pourtour des orbites, il était de toute impossibilité que ce pertuis existât; le bandeau étant alors collé et assujéti dans tout son bord inférieur sur les joues, les gouttières oculo-nasales et le nez. D'ailleurs, les rayons de lumière, partant du livre situé sur la table devant laquelle l'enfant est assise, ou des cartes qu'on jette du côté opposé à elle, arrivent par une ligne presque perpendiculaire sur la partie de l'appareil correspondante aux tampons de coton.

M. Donné essaya ensuite l'appareil, et avoua qu'il ne distinguerait pas un homme d'un chapeau.

M. Velpeau voulut essayer si, en plaçant le bandeau un peu haut, il pourrait y voir. C'était, disait-il, sans conséquence et pour lui, qu'il faisait cet essai. Alors il s'appliqua le bandeau sur la figure, sans tamponner ses yeux, sans coller l'appareil, et, le plaçant comme ferait un colin-maillard qui veut tricher, en se torturant le col et levant la tête en l'air, il vit un as de carreau qu'il avait à la main. Les assistants se recrièrent. Pour éviter toute fausse interprétation de la part des personnes qui n'auraient pas l'occasion d'assister aux expériences, je lui fis observer qu'il était bon de se faire appliquer l'appareil de la même manière qu'on le faisait pour la somnambule. Lorsque l'appareil fut convenablement placé, M. Velpeau ne vit plus ni un as, ni un chapeau, ni un homme, il ne vit plus rien. Devant l'Académie, il se garda bien de parler de cette seconde épreuve.

Le lendemain de cette expérience, eut lieu à l'Académie de Médecine, la séance où la commission du magnétisme fit un rapport sur une conversation de dix minutes que j'avais eue avec elle, conversation transformée en expériences magnétiques, où la commission aurait assisté. Ce rapport, qui fera le sujet du chapitre suivant, dépasse tout ce que nous avons vu dans les relations faites contre les magnétiseurs par leurs adversaires.

La curiosité excitée chez un grand nombre de personnes par le récit de ces expériences faites en présence d'hommes honorables et jouissant à juste titre de la réputation de savants, ne diminua nullement, malgré les suppositions, les dénégations passionnées de quelques membres de la commission. Le lendemain du jour de la discussion à l'Académie sur le phénomène que nous avions démontré, je reçus au moins vingt lettres de personnes qui m'étaient inconnues, et qui me priaient de les admettre à nos séances. L'une me disait : « Vous êtes venu à Paris pour convaincre les incrédules; à ce titre, voudriez-vous bien, monsieur, me rendre témoin du phénomène que vous êtes venu démontrer ? — Partisan du magnétisme, m'écrivait une autre, ayez la bonté de me faire assister à l'une de vos expériences; je vous enseignerai le moyen de confondre nos adversaires. » Il me fut impossible d'être poli envers tous ceux qui m'honorèrent de leurs missives. Le temps m'aurait manqué pour répondre à tous ; et la nature des phénomènes magnétiques s'oppose à en rendre témoins un grand nombre de personnes à la fois. Je citerai seulement trois demandes qui me furent faites, parce qu'elles se rattachent essentiellement à notre sujet.

Un jeune médecin, qui a du mérite, m'écrivit : « Avant votre arrivée à Paris, j'avais fait insérer dans un journal un article contre les magnétiseurs en géné-

ral, mais très-bienveillant pour vous, qui n'agissez
que dans l'intérêt de la science. Un mot de votre part,
me disait-il en terminant sa lettre, me comblerait
de joie. » Je fis à ce confrère la réponse suivante :

« Monsieur et honoré confrère. Un mot de ma part
vous comblerait de joie ; je m'empresse de vous procurer cette jubilation ; elle sera d'autant plus grande,
que le mot de réponse à la lettre aimable dont vous
m'avez honoré, sera aussi long qu'une épître de
St. Paul. Ayant un moment de loisir et de quiétude,
je ne puis mieux employer mon temps qu'à philoso-
pher avec vous sur le magnétisme.

« Je ne connais pas l'article peu favorable aux magnétiseurs dont vous me parlez, je vous serais bien
obligé de me le communiquer. Je ne conçois pas les
hommes qui, n'ayant aucune idée du magnétisme,
n'ayant vu aucun phénomène de ce genre, dépour-
vus de toute observation judicieuse à ce sujet, n'ayant
peut-être lu aucun ouvrage qui traite de cette doctrine, s'acharnent sans connaissance de cause, et
avec passion, contre les magnétiseurs, parmi lesquels
on a compté, de tout temps, des hommes d'un très-
grand mérite comme savants, et d'un caractère très-
honorable. Il existe plus de trois cents volumes sur
la doctrine du magnétisme, publiés en France, en
Allemagne, en Prusse, en Hollande, etc. Leurs auteurs,
médecins ou philosophes très-instruits, sans se connaître, sans s'être communiqué leurs idées, ont tous
relaté des faits magnétiques semblables. Pouvez-
vous supposer, monsieur, que ces hommes se soient

entendus, et qu'ils aient été des jongleurs et des
charlatans ? Vous donnez le nom de *miracles*
aux phénomènes qu'ils ont observés ; moi, je les
trouve naturels. Qui a tort de nous deux? Tous
ceux qui ont écrit ou qui écrivent, qui ont parlé
ou qui parlent contre le magnétisme, n'ont rien
vu, rien observé des phénomènes curieux qu'il nous
présente, ou leurs observations imparfaites sont
entachées de l'incurie la plus condamnable. Parce
qu'ils se disent incrédules, ce sont eux qu'il faudra croire? En parlant d'un fait physiologique peu
commun, on ne peut pas dire, je le crois ou je ne le
crois pas ; il est plus rationnel de dire, je n'ai pas eu
l'occasion de l'observer. Une crédulité excessive
est le propre d'un imbécille ou d'un sot. L'incrédulité non raisonnée est de l'entêtement. L'homme sage
doute et observe, et c'est ainsi que vous ferez. Quelqu'extraordinaires que vous paraissent être les phénomènes auxquels vous donnez le nom de miracles, quelqu'éloignés qu'ils soient de notre entendement, nous
devons les observer avec soin, les étudier sérieuse-
ment, lorsque ces faits surtout, je vous le répète,
ont été constatés à diverses époques et dans différents
pays par des hommes honorables et instruits, et
surtout encore lorsque des faits analogues et même
identiques se manifestent dans certaines maladies
nerveuses. L'on doit donc se montrer très-réservé sur
le jugement à en porter. Répétons-nous souvent que
la nature ne nous a pas dévoilé tous ses secrets, et
que le savoir de l'homme le plus instruit est à ce

qu'il ignore comme un est à mille. N'oublions pas que, pendant plus d'un demi-siècle, les médecins qui adoptèrent la théorie de la circulation du sang furent désignés par les épithètes injurieuses de jongleurs, de charlatans, d'imposteurs. Ainsi est faite notre pauvre espèce humaine, que ni le temps, ni l'expérience ne corrigent pas. Plusieurs vont assister à une séance magnétique, c'est à dire au développement de phénomènes qui prouvent la grande puissance de l'organisation humaine, comme on irait à un spectacle de physique amusante, et sans tenir compte de notre machine organique dont les actes présentent beaucoup de variations et d'anomalies, les lois qui les régissent nous étant inconnues, si les faits magnétiques ne se produisent pas constamment, tels que nous nous les étions imaginés, incapables que nous sommes de bien les apprécier, nous crions que le magnétisme est un rêve, et ceux qui s'y livrent sont des imposteurs ou des visionnaires.

Que diriez-vous d'un homme ignorant ce que c'est que la chimie, qui, après avoir assisté à une leçon de Gay-Lussac ou de Thénard, s'en irait criant que la chimie est une imposture, parce que les expériences de ces messieurs auraient complètement manqué par quelques circonstances imprévues? Quelle énorme différence n'existe-t-il pas, cependant, entre les phénomènes physiques et les actes vitaux !

Ainsi donc, avant de traiter un sujet quelconque, il faut le connaître, et pour le connaître il faut l'avoir étudié. Quand vous aurez été témoin de la singulière faculté de ma jeune fille, croirez-vous pour cela être initié dans les mystères du magnétisme? Consiste-t-il seulement dans la clairvoyance d'un somnambule? Quelle conséquence pouvons-nous déduire d'un fait isolé? Néanmoins, si ce phénomène observé par vous peut vous empêcher d'écrire des choses erronnées et offensantes pour quelques uns de vos semblables, ce sera avec le plus grand plaisir, monsieur, que je vous verrai réuni à l'estimable M. Bousquet dans la séance magnétique à laquelle vous désirez assister. »

J'eus l'honneur de recevoir de madame la princesse de Belgiojoso le billet suivant :

« Madame la princesse de Belgiojoso sollicite de monsieur et madame Pigeaire la faveur d'assister, ainsi que quelques personnes de sa famille, à une séance magnétique de mademoiselle leur fille ; ayant entendu parler par MM. Arago et Orfila avec *grande admiration* des phénomènes dont ils ont été témoins. »

« PRINCESSE DE BELGIOJOSO. »

Paris, 13 aout 1838, rue d'Anjou St-Honoré.

Sous le même pli se trouvait un billet conçu dans les mêmes termes, que nous adressait M. d'Alton Shée, pair de France.

M. Pariset, secrétaire perpétuel de l'Académie de Médecine, qui m'avait fait l'honneur de m'adresser quelques personnes, eut la bonté de remettre à M. le docteur Flandin cette toute petite lettre :

« Monsieur est très honoré confrère,

« Me pardonnerez-vous de vous importuner encore?
M. le docteur Flandin, porteur de ce billet, et très
digne de vous être présenté, désire voir de ses yeux
ce que je lui ai raconté de vos expériences magnétiques, sur la *foi* de MM. *Cornac* et Bousquet; per-
mettez-lui d'assister à une de vos séances, etc. »

Signé PARISET.

Les clameurs de MM. de la commission du magnétisme donnèrent plus d'attrait à nos expériences.
L'appareil d'occlusion était aussi et plus minutieusement inspecté. On était surtout étonné qu'on eût
fait sur la somnambule, un enfant si jeune, tant de
fausses suppositions.

La séance qui suivit eut lieu en présence de
MM. Bousquet, Pelletier, Roche, membres de l'A-
cadémie de Médecine, MM. le docteur Roger, et
Valette, professeur de phylosophie.

L'appareil fut encore appliqué à l'enfant par
M. Bousquet qui, depuis la première expérience, avait
eu la bonté de se charger de ce soin; un livre apporté
par un de ces messieurs fut mis sur un pupitre posé
sur la table devant laquelle la somnambule était
assise. Elle lut très lentement et même péniblement.
Le calme si nécessaire dans ces expériences n'était
pas toujours maintenu assez rigoureusement. L'un

des assistants écrivit ensuite une phrase ; il la donna à l'enfant, qui lut aussitôt et couramment : « *Je suis fâchée de ne pouvoir pas lire plus vite.* »

Après la séance, M. Pelletier s'appliqua l'appareil d'occlusion. Ses yeux furent par conséquent dans l'obscurité la plus profonde. Il écarta même d'un bon travers de doigt de sa figure, le bord inférieur du bandeau ; malgré cet écartement, et tenant sa tête dans la position de la somnambule, il déclara qu'il était impossible que les rayons visuels partant du livre pussent arriver aux yeux. « Ainsi, dit-il, le bandeau n'aurait pas besoin d'être collé. Les rayons de lumière qui tombent vers son bord inférieur ne peuvent pas se couper à angle droit, remonter parallèlement aux joues, et, arrivés vis à vis des yeux, se briser de nouveau à angle droit et en sens inverse, pour traverser les tampons de coton dont ces organes sont matelassés. Il est bien extraordinaire que MM. les membres de la commission n'aient pas voulu assister à une semblable expérience ! Nous verrons ce qu'ils diront à la première séance de l'Académie ! » Monsieur, lui observai-je, ils feront comme ils ont toujours fait, ils crieront fort, bien fort, et de guerre lasse, vous vous tairez. — Non, monsieur, me répondit M. Pelletier, il n'en sera pas ainsi. »

A quelques jours de là, M. de Lafosse nous présenta M. le docteur Frapart. Simple dans ses mœurs et dans toutes ses habitudes, ce médecin joint à un profond savoir, un dévoûment sans borne à la propagation de la vérité. Il examina minutieusement notre appareil, se l'appliqua sur les yeux à deux ou trois reprises, parla à notre jeune somnambule et l'observa très-attentivement. Il nous demanda de le rendre témoin de la première expérience que nous ferions.

Elle eut lieu en présence de MM. Mialle, de Lafosse, le docteur Frapart, Granier de Cassagnac, Théophile Gautier, Alphonse Karr, le docteur Berna et Bonnely, jeune Américain qui, dans son pays, avait eu occasion d'observer des phénomènes magnétiques bien plus extraordinaires que celui de la vision à travers un corps opaque.

M. Frapart voulut appliquer l'appareil lui-même. Il ignorait que ni madame Pigeaire ni moin'en avions fait l'application dans aucune séance.

La toile sur les yeux, les tampons de coton dans les orbites, furent recouverts par le bandeau appliqué et mastiqué de la manière la plus sévère et la plus minutieuse. La magnétisée fut mise à l'épreuve. Un livre apporté par l'un des témoins fut posé sur le pupitre. La clairvoyance se manifesta presque aussitôt. Dans moins d'un quart d'heure, la lecture et la partie aux cartes furent terminées. Il fut constaté que l'appareil était tel qu'il avait été appliqué. Cette séance a été la moins pénible de toutes celles que nous avons faites à Paris. Le lendemain, les détails en étaient insérés dans la *Presse*

Un incident avait manqué cependant de troubler l'expérience. La somnambule, ayant sa maman à côté d'elle, avait à peine lu trois à quatre lignes, que M. Frapart pria madame Pigeaire de tourner le dos au livre placé sur le pupitre. « Comment, lui dis-je, vous supposeriez donc, monsieur, et vous feriez supposer que madame souffle à sa fille ce qu'elle lit ? » M. Frapart, sans se déconcerter, me répondit : « Je désire, pour ma satisfaction, pour mon instruction, que madame veuille bien tourner le dos à la table. » Madame Pigeaire se tourna, et, après un moment de calme, la somnambule se mit à lire comme précédemment. La précaution prise par le docteur Frapart était pour dire : « J'ai vu, bien vu, bien observé; j'ai pris toutes les précautions pour n'être pas trompé, pour ne pas me tromper et n'être pas dupe d'une illusion. Ce fait, attesté par les uns, douteux pour d'autres, nié par certains, et même par des hommes qui, n'ayant assisté à aucune expérience, ont eu l'infamie de faire croire le contraire, ce fait est vrai, authentiquement prouvé. Je désirerais qu'il fût fait encore deux ou trois expériences pour en rendre témoins un plus grand nombre de personnes. Plus les témoignages seront nombreux, plus ils émaneront d'hommes dont le nom sera connu, et plus facile deviendra la propagation de la vérité. N'ayez pas recours à des académiciens, à des médecins, à moins que vous ne les connaissiez particulièrement. Esprit de corps, jalousie, idées arrêtées, fixes, invariables, voilà ce qu'il faut éviter. »

Je fis observer à M. Frapart que des académiciens qui avaient assisté aux expériences, je n'avais à me plaindre que de M. Cornac et de M. Velpeau. « Oui, mais les autres auront-ils le courage d'attester un fait, quelque simple qu'il soit, et de vous défendre contre cinq à six de leurs collègues que la passion anime? Pour constater la validité de cette épreuve, il n'est pas besoin d'être académicien, ni même médecin; il ne s'agit que d'avoir deux bons yeux pour s'assurer si l'appareil est bien appliqué, et s'il ne se dérange pas du tout pendant l'expérience. Je me chargerai d'en faire l'application avec un des assistants, j'enlèverai l'appareil avec le même témoin, et l'on restera convaincu que toutes les conditions sont remplies pour affirmer la réalité du phénomène. Mais il faut des hommes qui veuillent et puissent faire cette affirmation. »

Notre jeune fille s'étant enrhumée, nous restâmes vingt-cinq jours sans faire d'expérience. La première qui eut lieu fut faite en présence de M. le docteur Cauvière, de Marseille, qui y accompagna madame George Sand et madame Marliani; et de MM. Mauguin et Reynard, députés; le docteur Baldou, le docteur Berna, Lesseps, Léon Faucher, Alberic Second, Valette, le docteur Dupré La Tour, et le docteur Frapart.

La lucidité magnétique fut très-longue à se manifester. M. le professeur Valette sortit. La somnambule, après plusieurs essais qu'elle ne faisait pas sans effort, ne put lire que deux mots, et désigner seulement une carte. Ces deux faits rendaient l'expérience tout aussi concluante que si vingt lignes eussent été lues et une partie d'écarté terminée. M. La Tour observa même qu'il était plus satisfait de ce résultat que si la lecture eût été plus étendue. « Si l'appareil ne remplissait pas, dit-il, les conditions requises, la somnambule, après avoir lu deux mots, aurait pu en lire cent. » M. Albéric Second nous demanda la permission d'insérer la relation de ce fait dans le *Charivari ;* nous l'invitâmes à assister auparavant à une autre séance, afin de donner plus de force à son témoignage.

Quelques jours après, l'expérience fut renouvelée ; elle eut pour témoins : mesdames George Sand et Marliani, MM. le docteur Gaubert, Albéric Second, Lesseps, le docteur Baldou, le docteur Berna, Léon Faucher et le docteur Frapart.

Toutes les précautions préliminaires furent prises et constatées. La lucidité de la somnambule se manifesta cette fois très-vite. L'expérience fut bientôt terminée. M. Albéric Second en donna les détails dans son journal.

L'expérience suivante, qui eut lieu huit jours après, manqua complètement. La somnambule se plaignit d'être malade. Elle fut si mal disposée qu'il lui fut impossible de manifester la moindre lucidité. Néanmoins, il fallut beaucoup la prier pour remettre l'expérience à un autre jour ; chacun se montra très-bienveillant pour elle. Avant de se laisser démagnétiser, elle invita, d'un ton fortement accentué, toutes les personnes présentes à se rendre à la séance prochaine, et qu'alors elle pourrait lire.

Cette séance eut lieu quatre jours après, en présance de MM. Justin Maurice, le docteur Brochin, le docteur Berna, le docteur Carrière, Delrieu, lord Cuningham et le docteur Frapart. M. Mauguin et trois autres personnes ne se rendirent pas.

L'expérience réussit à la satisfaction de tous les assistants. M. Delrieu, dans son article sur la Physiologie du rêve, inséré dans la *Revue de Paris*, livraisons des 13 et 20 janvier 1839, ne dit que deux mots sur la lucidité magnétique de notre somnambule; mais ces deux mots prouvent toute l'attention de M. Delrieu sur la production du phénomène. « Ce qu'il y a de positif, dit-il, c'est que mademoiselle Pigeaire (sans que le moindre rayon de lumière puisse arriver à ses yeux) découvre peu à peu la configuration des lettres à travers un nuage qui graduellement se dissipe sous l'influence de la volonté de la somnambule. »

L'expérience suivante eut pour témoins, madame Esther Caton, sœur de M. D'Alton Shée ; madame Aimée Raybaud, MM. Jacotot père, Pariset, secrétaire perpétuel de l'Académie de Médecine, D'Alton Shée, pair de France, le docteur Jacotot fils, le docteur Frapart, le docteur Kuhnholtz, agrégés à la Faculté de Médecine de Montpellier, et le docteur Montègre (1). L'appareil est appliqué ; la somnambule est laissée en repos. Après une heure d'attente, elle est disposée à lire. M. Pariset écrit une phrase

(1) Madame la princesse de Belgiojoso, que nous avions invitée, pour assister à cette séance, se trouva absente de Paris. M. le docteur Flandin avait été faire un voyage. M. le professeur Pelletan ne se trouva pas chez lui, ni M. Ferrus, à qui je fus rendre ma visite à Bicêtre.

qu'on remet à la somnambule. M. Jacotot lui donne
ensuite un petit imprimé. Après la lecture, M. Pariset
fait une partie aux cartes avec la magnétisée. Elle désigne constamment les cartes jouées par elle et son
adversaire. Ces épreuves terminées, on examine de
nouveau l'application de l'appareil. On l'enlève avec
soin, on l'examine encore, on découd même le bandeau.

M. Pariset, qui se trouve fréquemment en contact
avec les ennemis acharnés du magnétisme, fit quelques difficultés d'apposer sa signature au procès-
verbal constatant le résultat de cette expérience.
« Ma position de secrétaire de l'Académie, disait-il,
est délicate ; je vais avoir à subir les sarcasmes de
certains hommes remplis de prévention contre le
magnétisme. — Avez-vous, lui observa M. Frapart,
le moindre doute sur la réalité du phénomène dont
vous venez d'être témoin ? — Non, monsieur. — Eh
bien! devez-vous hésiter un instant à certifier un
fait dont vous êtes bien convaincu ? » M. Kuhnholtz
prit ensuite la parole : « Lorsque vous avez, dit-il, à
M. Pariset, demandé à M. le professeur Lordat,
des renseignements sur le phénomène que nous venons de voir, a-t-il fait difficulté de vous les transmettre ? Que pensera de vous M. Lordat, lorsqu'il
apprendra que vous avez refusé votre signature pour
constater un fait que vous avez vu comme lui ? « Vous
avez raison, reprit M. Pariset ; il est juste que je certi-
fie la réalité du même phénomène qui vient de m'ê-
tre démontré. » Pour s'enhardir, sans doute, contre

ceux de ses collègues de l'Académie, dont il redoutait les sarcasmes, M. le secrétaire perpétuel, avant
d'apposer sa signature, écrivit sur le procès-verbal :
« *Je signe ce que j'ai vu.* »

A la séance qui suivit celle que nous venons de
décrire, assistèrent MM. de Potter, Mauguin, député,
Ardouin, notaire certificateur, Lesseps, rédacteur en
chef du *Commerce*, le docteur Collins et Capouillet
de Fontaine-l'Evêque. La relation de cette séance a
été insérée dans le n° 87 du *Fanal*, journal Belge.
Je la transcris : « Le 3 octobre 1838, nous étions à
Paris chez M. Pigeaire, à 9 heures du soir. Le bandeau et tous les objets qui doivent couvrir les yeux
de la somnambule sont visités et examinés par nous
tous avec une sérieuse attention. On lui pose d'abord
sur les yeux un morceau de toile fine, et dans chaque orbite un large tampon de coton (ouate); sur le
coton on applique un bandeau de velours noir de
trois épaisseurs, et sur ce bandeau, on colle une
bande de taffetas gommé, que l'on plaque ensuite
sur le nez, sur les ailes du nez et sur les joues, de
manière à ne permettre à aucun rayon de lumière
d'arriver aux yeux. La somnambule est assise près
d'une table ronde sur laquelle est un pupitre.
M. Lesseps place un papier sur le pupitre au-dessous
d'une lame de verre. La somnambule frotte le verre
avec son doigt et lit : *réflexions*. Comme elle commençait à lire, M. Mauguin met une carte de visite
sous le verre; mademoiselle Pigeaire lit : « *Le cheva-
lier Grégoire Bernardi.* » Ce qui était exact. La

carte passe de main en main. L'enfant reprend sa première lecture : « 3 *octobre 1838, nouvelles réflexions du Morning Herald sur l'Angleterre; l'affaire, etc., etc.* » Nous nous assurâmes tous de l'exactitude de la lecture ; le papier de M. Lesseps était une épreuve de journal.

« M. Mauguin fit ensuite une partie d'écarté avec la somnambule. Elle jouait aussi vite, aussi bien, et aussi facilement que si ses yeux eussent été à découvert. A ce fait, que nous avons touché du doigt, que nous avons constaté d'une manière aussi évidente, que diront encore les adversaires du magnétisme ? Répliqueront-ils? Charlatanisme ! »

Quelque jours après cette séance, M. de Potter vint nous voir. « J'ai fait part, nous dit-il, à l'un de mes amis, de la surprise que m'a causée la lecture faite par la somnambule sans le secours de ses yeux. Ce phénomène qui jusqu'alors me paraissait incroyable est bien extraordinaire, mais je n'ai pas affirmé qu'il est dû au magnétisme, doctrine à laquelle je suis entièrement étranger. »

Le raisonnement de M. de Potter est très-logique. Il est impossible sur un seul fait, quel qu'il soit, de lui assigner une cause déterminée. Si je n'étais constamment resté passif dans les expériences magnétiques dont je viens de rendre compte, si je m'étais immiscé dans la rédaction des procès-verbaux qui en ont été dressés, je n'aurais parlé que des faits, sans dire un seul mot de la magnétisation. En restant complètement inactif, j'ai voulu éloigner toute supposition d'avoir exercé la moindre influence sur les personnes qui ont été témoins des expériences. J'ai même été étranger aux invitations qui leur ont été faites d'y assister. Je n'ai invité personnellement que MM. Arago, Orfila, Broussais et Andral, dont je n'avais pas l'honneur d'être connu. M. Broussais, malheureusement trop malade, ne put se rendre à mon invitation. M. Andral ne me fit pas l'honneur d'y répondre.

La dernière expérience, à laquelle a été soumise notre jeune somnambule, fut faite en présence de madame Marliani, MM. de Beauregard, Charles Maurice, le docteur Vimont, le docteur Frapart, Lesseps, Parisot, Hippolyte Dugied, le vicomte de Freissinet et Saura.

M. Dugied rendit compte de cette expérience, suivie également d'un plein succès, dans la *Revue du Grand Monde*. M. Saura reçu, quelque temps après, docteur en médecine, à la Faculté de Paris, dans sa thèse sur le MAGNETISME ANIMAL, qu'il soutint avec dignité et talent, a donné une description exacte de la composition de l'appareil d'occlusion et de son application à la somnambule; il avait même décousu le bandeau, et, pour se convaincre que le plus petit pertuis n'existait pas après son application, il avait fait lire à la somnambule le mot *proust* tracé avec des lettres de six pouces de hauteur.

Aux allégations mensongères et calomnieuses de certains hommes, nous répondons par ces faits, appuyés des pièces justificatives suivantes :

M. le docteur Bousquet, secrétaire de l'Académie, a rédigé les rapports des trois premières expériences. Je les copie :

« MAGNÉTISME ANIMAL.

« PREMIÈRE EXPÉRIENCE.

« Le 21 juin 1838, entre quatre et cinq heures de relevée, MM. Bousquet, Guéneau de Mussy, Cornac et Adelon, se sont rendus successivement et dans l'ordre indiqué chez M. le docteur Pigeaire, rue de l'Université, n° 98.

« M. Bousquet, le premier au rendez-vous, a trouvé madame Pigeaire avec deux de ses filles ; à son arrivée, ces deux demoiselles se sont retirées. M. Pigeaire est entré dans le salon. Quelques minutes après, M. Guéneau de Mussy est arrivé, puis M. Cornac. En attendant M. Adelon, la conversation s'est engagée tout naturellement sur le magnétisme et sur l'abus qu'en a fait le charlatanisme (1).

« M. Bousquet a demandé à voir l'appareil dont on couvre les yeux de la somnambule. C'est un bandeau formé de la réunion de trois épaisseurs de velours noir. Vu contre le jour, il nous a paru *parfaitement imperméable* à la lumière. Sa forme a quelque ressemblance avec les lunettes dont se ser-

(1) Il fut aussi question du charlatanisme médical, et notamment de ces affiches menteuses dont sont tapissés les murs de la capitale.

vent encore quelques vieillards, excepté que les échancrures qui correspondent au nez sont beaucoup moins marquées et les parties pleines beaucoup plus larges. Aux deux extrémités sont attachés deux rubans destinés à l'assujettir autour de la tête. A la face interne de ce bandeau étaient, sur les parties correspondantes au globe de l'œil, deux tampons de coton en rame, recouverts par une double bande de batiste ou de toile très-fine. On nous a dit que cette toile n'était là que pour empêcher le contact immédiat du coton sur les yeux, lequel cause des impressions désagréables à la somnambule. Du reste, le coton et la toile sont libres et s'appliquent avant le bandeau.

« La somnambule est la fille de M. et madame Pigeaire. Elle a douze ans; sa taille est ordinaire pour son âge, le visage pâle, la physionomie mobile. C'est tout ce que nous pouvons dire de sa personne.

« Avant d'aller plus loin, il est bon de dire ici, qu'en invitant M. Cornac de la part de M. Pigeaire, M. Bousquet le pria de se munir d'un livre de son choix (1).

« De même M. Cornac, en apprenant qu'il serait besoin de cartes, en alla lui-même acheter dans le quartier.

« Tout étant préparé ainsi qu'il vient d'être dit,

_____

(1) M. Pigeaire n'avait pas l'honneur de connaître M. Cornac, pas plus qu'il ne connaissait MM. Adelon et Guénau de Mussy. Il avait dit à M. Bousquet : «Vous inviterez à assister à l'expérience les personnes que vous voudrez ; elles seront toutes bien reçues.»
(NOTE DE L'AUTEUR.)

madame Pigeaire appela mademoiselle Léonide ; c'est le nom de la somnambule.

« Mademoiselle Léonide entre dans la pièce où nous étions réunis, et s'assied sur un fauteuil. Madame Pigeaire, debout, se place en face de sa fille, fait quelques passes, et, après deux ou trois minutes, celle-ci dit que c'est assez ; cependant ses yeux restent à demi-ouverts.

« Madame Pigeaire prend successivement les diverses pièces de l'appareil, premièrement la bande de toile, puis le coton, et finalement le bandeau, et applique le tout sur les yeux ; mais, au moment de nouer les liens autour de la tête, la somnambule se plaint d'une sensation désagréable aux yeux ; on lève l'appareil, on ramasse davantage le coton sur la toile, et on l'applique de nouveau. Cette manœuvre a été répétée plusieurs fois ; enfin, le bandeau est fixé.

« En essayant sur nous cet appareil, nous avons remarqué que si on l'appliquait perpendiculairement à l'axe du corps, quelques rayons lumineux pouvaient se glisser et arriver jusqu'aux yeux ; mais lorsqu'on en relève le bord inférieur, en portant les liens presque sur le sommet de la tête, la lumière est *complètement* interceptée. Ce n'est pas tout ; madame Pigeaire a étendu au bord de ce bandeau, deux bandes en taffetas d'Angleterre, une de chaque côté. Ces bandes n'avaient pas moins d'un pouce de hauteur, et adhéraient d'un côté au bandeau, et de l'autre aux joues et au nez, dont elles suivaient *exactement* tous les contours.

« Il est juste de dire que madame Pigeaire s'était prêtée à toutes *nos exigences* de la meilleure grâce. Aussi, quoique nous ayons dit qu'elle avait appliqué le bandeau, la vérité est que nous avons *tous* mis la main à cette application; mais avant d'y toucher, il fallait être magnétisé, et pour l'être il suffisait de toucher la main de madame Pigeaire.

« Après ces préparatifs, on a demandé un livre. M. Cornac a tiré de sa poche un volume in-24, imprimé en *très-petits* caractères. C'était le premier volume des œuvres de Malherbe. Ouvert au hasard, à la page 110, il a été posé sur une table et recouvert d'un verre transparent. Assise devant cette table, la somnambule tenait d'une main le livre ouvert, et de l'autre elle grattait le verre tantôt avec un doigt, tantôt avec plusieurs doigts à demi fléchis. Enfin elle a prononcé le premier mot, et successivement les autres, mais lentement, péniblement et s'interrompant de temps en temps pour dire : Je suis *fatiguée!* à chaque plainte, madame Pigeaire invitait sa fille à suspendre sa lecture, et essayait de lui retirer le livre, mais la somnambule le retenait avec des mouvements marqués d'impatience, et elle n'a consenti à s'en séparer qu'après avoir lu les deux dernières strophes de l'ode intitulé : Avant.

« Une fois, madame Pigeaire a demandé à sa fille si elle pourrait indiquer la ponctuation, et celle-ci, sans donner aucune réponse, a dit : *« point et virgule. »* C'était en effet la ponctuation placée après le dernier mot qu'elle venait de prononcer.

« Cette lecture, lente, difficile, interrompue par des poses, a duré plus d'un quart d'heure. Elle s'est faite dans le plus profond silence de la part des assistants. Le magnétiseur seul adressait des paroles de sollicitude à la magnétisée.

« Pendant qu'elle lisait, la somnambule contractait souvent et vivement les muscles des yeux et des lèvres; il était à *craindre* que ces mouvements ne fissent bâiller le taffetas d'Angleterre; mais nos yeux ne le *quittaient point*, et nous pouvons *assurer* qu'il est resté toujours *exactement* collé.

« La lecture achevée, on a ôté le bandeau avec la précaution de le renverser de haut en bas; c'est ainsi que nous avons vu de nouveau que la bande de toile et les tampons de coton répondaient *exactement* aux yeux. Nous avons pu juger aussi des adhérences du taffetas d'Angleterre au tiraillement et à la douleur qu'il exerçait sur les joues.

« Avant d'aller plus loin, M. Cornac s'est emparé de l'appareil et l'a appliqué sur ses yeux, comme on l'avait appliqué sur les yeux de la somnambule; il a imité jusqu'à ses mouvements des joues et des lèvres; il s'est tourné dans *tous les sens*, et est *convenu* qu'il n'y voyait *absolument* rien; qu'il ne pourrait pas même *distinguer le jour d'avec les ténèbres*.

« Cependant la somnambule restait toujours dans le même état, pâle, l'air souffrant, distrait et les yeux à demi-fermés.

« On lui a posé de nouveau l'appareil, toujours avec les mêmes précautions, et on lui a demandé si elle voulait jouer une partie d'écarté ; sur sa réponse affirmative, M. Cornac s'est assis en face d'elle, il a pris les cartes qu'il venait d'acheter, a rompu l'enveloppe et a prié la somnambule de couper pour savoir qui donnerait le premier. La somnambule a coupé et tourné la carte, et a dit : « C'est à vous de commencer, car vous avez la plus belle carte. » Et, quelle est cette carte ? a dit M. Cornac. — *C'est le valet de carreau.* — Et la vôtre ? — *Le huit de pique.* » L'un et l'autre était vrai. La partie s'est ainsi continuée jusqu'à trois levées, M. Cornac demandant toujours le nom de chaque carte jetée sur la table, et mademoiselle Léonide répondant toujours avec la même justesse, la même facilité, la même rapidité que si elle avait eu les yeux ouverts ; car, si elle a hésité en lisant, elle a joué très couramment.

« Enfin M. Pigeaire a demandé qu'on ne prolongeât pas davantage l'expérience, de peur que sa fille n'en fût incommodée.

« Madame Pigeaire lui a ôté de nouveau le bandeau avec les précautions rapportées plus haut, a fait diverses passes en lui disant à plusieurs reprises : « *Réveille-toi.* »

« La séance a duré une heure et demie, et nous sommes sortis avant que la somnambule n'eût repris son état naturel. »

DEUXIÈME EXPÉRIENCE.

« Le 25 juin 1838, entre 4 et 5 heures de relevée,

je me suis rendu pour la seconde fois, chez M. Pigeaire. (C'est encore M. Bousquet qui parle).

« Étaient présents, MM. Delens, Cornac, Bousquet, Sernin, médecin à Narbonne, Miquel et Dupré. MM. Double, Louis et Nacquart, invités à cette séance, n'ont pas répondu à l'invitation.

« Mademoiselle Léonide n'a été appelée qu'au moment de l'expérience. Après quelques passes, elle s'est dite en somnambulisme.

« Le bandeau ayant été manié par les assistants, madame Pigeaire l'a magnétisé de nouveau ; après quoi il a été appliqué sur les yeux de sa fille avec les précautions détaillées dans le procès-verbal de la première séance.

« M. Bousquet tire de sa poche un livre qu'il avait apporté, et qu'il tenait soigneusement caché ; c'était la *Connaissance de Dieu et de soi-même,* par Bossuet. Avant d'ouvrir le livre, M. Delens souhaita qu'un des assistants indiquât avec une épingle la page qui serait donnée à lire à la somnambule. M. Sernin prit l'épingle et l'enfonça dans la tranche entre la page 172 et 173.

« Madame Pigeaire couvre la page 173 d'une lame de verre comme dans l'expérience précédente. La somnambule prend, quitte et reprend le livre, en disant souvent : *je suis fatiguée. Je souffre de la tête.* Madame Pigeaire dit à sa fille que si elle est fatiguée, il faut remettre la séance ; mais celle-ci s'y refuse obstinément, et annonce qu'elle veut lire et qu'elle *lira.* Pour s'essayer, elle demande à commencer par

le titre qui, dit-elle, doit être écrit en plus gros
caractères.

« Après trois quarts d'heure d'hésitation, la somnambule qui avait quitté le livre, le reprend, aban-
donne le titre qu'elle avait demandé, tourne les
premiers feuillets et s'arrête à la page 11 dont elle
lit presque couramment les seize premières lignes.
Cependant M. Delens demande qu'on revienne à la
page 173 : elle est mise et recouverte de la lame de
verre devant la somnambule, qui la lit presque entièrement et avec la même facilité que la première.

« Après la lecture, on propose à la somnambule de
faire une partie d'écarté. M. Delens se saisit d'un jeu
de cartes toutes neuves (celui-là même que M. Cornac avait acheté à la dernière séance). Il les mêle et
prie la somnambule de couper ; ce qu'elle fait tout
aussitôt.

« Dans cette séance, comme dans la séance précédente, mademoiselle Léonide a continué à désigner
ses cartes et celles de son adversaire, sans jamais se
tromper, et sans jamais se laisser prendre aux piéges
qu'on lui tendait, car on a cherché à l'induire en
erreur. »

On jugera, par la teneur de ces procès-verbaux,
combien sont pénibles et difficiles à obtenir les
résultats clairs et positifs des expériences magnétiques. La crainte de les faire en présence de personnes dont on n'est pas connu, et qui peuvent
suspecter la bonne foi du magnétiseur, trouble par
contre-coup la lucidité de la somnambule, et la rend

inquiète. La sujétion où elle est soumise pendant
long-temps, pour l'application de l'appareil, le constat par les yeux et les mains des assistants deviennent encore des causes de perturbation. Le sentiment d'incrédulité chez plusieurs, que pénètre et
ressent la somnambule, vient aussi ajouter à la difficulté de l'épreuve elle-même. Voilà ce que nous
avons eu à vaincre. Heureux si nous avions rencontré
chez tous les observateurs de la bonne foi et de la
justice !

Je suis dans la nécessité de transcrire la note de
M. Bousquet sur l'un de ses collègues qui a assisté
à deux expériences. Cette note, écrite de la propre
main de M. Bousquet, et dont une phrase est sou-
lignée par lui, ne peut être lue sans dégoût; elle est
annexée au procès-verbal du 24 juin. La voici, c'est
M. Bousquet qui parle :

« Ce 3 juillet 1838, M. Cornac, invité à signer ce
« procès-verbal, en a pris connaissance, et après
« l'avoir lu et relu, il me dit : « *Je conviens qu'il est*
« *parfaitement exact; mais je ne veux pas signer.* »
« Lui-même a raconté le fait de lucidité, le 29 juin,
« chez M. Ribes, en ma présence et en présence de
« vingt personnes. »

Il l'avait aussi raconté à M. Pariset, ainsi que nous
l'avons vu par la petite lettre relative à M. Flandin.

Il serait ridicule de faire le plus petit commen-
taire sur la conduite de M. Cornac. Nous le verrons à
l'œuvre en présence de l'Académie.

Je transcris avec plaisir la liste des académiciens

qui, invités par M. Bousquet à assister aux expériences magnétiques, ont constaté la clairvoyance de la somnambule, ayant les yeux recouverts de l'appareil d'occlusion. Je la copie littéralement, telle que me l'a remise M. Bousquet ; elle est encore écrite de sa main.

«CROYANTS.

MM. GUÉNEAU DE MUSSY.

ADELON.

DELENS.

ORFILA.

RIBES.

REVEILLÉ-PARISE.

ESQUIROL.

PELLETIER.

JULES CLOQUET.

BOUSQUET.

ARAGO.

GERDY *(douteux)*.

CORNAC.

VELPEAU.

VILLENEUVE.

ROCHE. »

Aux noms des honorables académiciens cités comme croyants, je dois ajouter celui de M. Pariset, secrétaire perpétuel de l'Académie. Ainsi, sur dix-sept académiciens qui ont assisté aux expériences, douze sont croyants; un seul, M. Gerdy, est dans le doute. Il n'a pas cru devoir en sortir, car, j'ai invité moi-même ce professeur à venir être témoin du fait, jusqu'à ce que sa conviction fût complète. Dans tous les cas, resteraient quatre membres : 1° MM. Cornac et Velpeau. C'est à leurs collègues qui ont assisté aux expériences avec eux, à juger leur manière d'agir. 2° MM. Villeneuve et Roche ; leurs noms ne sont accompagnés d'aucune annotation ; et ces académiciens ne prirent pas la parole dans la séance où MM. les membres de la commission du magnétisme firent un rapport sur des expériences auxquelles ils n'ont jamais assisté.

TROISIÈME EXPÉRIENCE.

(Procès-Verbal rédigé par M. Bousquet, d'après l'invitation des personnes qui ont assisté à cette séance).

« Le 7 juillet 1838, à quatre heures de relevée, MM. Arago, Orfila, Ribes, Gerdy, Réveillé Parise, Bousquet et Mialle, se sont réunis chez M. Pigeaire, rue de l'Université, 98, pour être témoins d'une expérience dite magnétique.

« Le sujet de l'expérience est mademoiselle Pigeaire, âgée de douze ans.

« On dit que lorsque cette jeune personne est en état de somnambulisme magnétique, elle a la singulière propriété de lire les yeux recouverts d'un bandeau parfaitement opaque.

« L'objet de l'expérience était de vérifier le fait.

« Le bandeau se compose de trois pièces : une
bande de toile fine, deux tampons de coton en rame,
et trois épaisseurs de velours noir. On pose d'abord
la bande de toile immédiatement sur les yeux, puis
les tampons de coton, et finalement le velours qu'on
fixe par deux liens autour de la tête. Ce n'est pas
tout ; on colle deux bandes de taffetas d'Angleterre,
qui, du bord inférieur du bandeau, vont adhérer
aux joues et au nez, dont elles suivent bien tous les
contours. Enfin, on applique encore une bandelette
du même taffetas, perpendiculairement de haut en
bas, pour combler la gouttière formée par la réunion
du nez avec les joues, et pour ajouter aux adhérences
des bandelettes transversales.

« M. Arago a appliqué cet appareil sur ses yeux,
et est convenu qu'il n'y voyait rien.

« M. Orfila s'est soumis à la même application, et
a déclaré qu'il lui serait impossible de distinguer les
ténèbres de la lumière.

« M. Gerdy a dit qu'il distinguait les ténèbres de
la lumière, mais qu'il lui serait impossible de voir
les objets, même les plus apparents.

« Après ces essais, on a appelé mademoiselle
Pigeaire, elle s'est assise dans un fauteuil auprès
d'une table, et après quelques *passes* faites par
madame Pigeaire, sa mère, elle a déclaré qu'elle
était suffisamment magnétisée

« On lui a posé successivement et avec la plus
minutieuse attention, les diverses pièces dont se
compose l'appareil.

« A peine cette application était-elle faite, qu'elle a dit qu'elle était malade, qu'elle souffrait de la tête ; elle s'est agitée, elle s'est plainte souvent, tellement que les témoins, touchés de ses plaintes, ont plusieurs fois invité madame Pigeaire et la somnambule elle-même à remettre la séance à un autre jour.

« A ce moment, M. Gerdy, que ses affaires appelaient ailleurs, a quitté la séance.

« Enfin, après une heure d'attente, la somnambule a dit qu'elle était disposée à lire. M. Orfila tenait à la main une petite brochure in-8°, intitulée : *Compte rendu de la Clinique de l'Hôtel-Dieu*, par M. Max ; il l'avait reçue la veille des mains de l'auteur ; elle n'était pas encore coupée.

« Posée sur la table, elle a été ouverte à la page 11, et cette page recouverte d'une lame de verre transparente. Alors la somnambule, dans l'attitude d'une personne qui lit, a promené le doigt indicateur de la main droite sur ce verre, et a lu, distinctement et presque *couramment*, environ une douzaine de lignes, en indiquant *exactement* la ponctuation. Elle ne s'arrêtait sensiblement que sur les mots qui, tels que ceux de *chirurgie*, de *Dupuytren*, etc., exigeaient de sa part un peu plus d'attention. Arrivée à la fin de la page, M. Arago a tourné quelques feuillets, et la somnambule a lu encore quelques lignes de la page 17.

« Enfin, elle a commencé avec M. Orfila une partie d'écarté, avec l'attention de désigner toujours les cartes qu'elle jetait et celles de son adversaire. Elle ne s'est *jamais* trompée.

Les épreuves terminées, un des témoins a détaché le bandeau de haut en bas, lentement, et de manière à permettre aux autres de s'assurer qu'aucune pièce de l'appareil ne s'était déplacée. Le taffetas adhérait si *fortement*, qu'il a laissé des traces sensibles sur les joues de la somnambule.

Alors madame Pigeaire a fait d'autres *passes* à sa fille, lui a soufflé sur la tête à plusieurs reprises, en lui disant : *Réveille-toi !* Après quelques minutes de cette manœuvre, mademoiselle Pigeaire a dit qu'elle était éveillée. On lui a adressé quelques questions sur ce qui s'était passé, et elle a répondu qu'elle ne pouvait pas y répondre, parce que sa mémoire ne lui rappelait rien.

La séance a duré deux heures.

Ont signé : Bousquet, docteur médecin, secrétaire de l'Académie de Médecine. — Ribes, de l'Institut, médecin en chef de l'Hôtel-des-Invalides. — Orfila, doyen de la Faculté de Médecine. — Reveillé-Parise, docteur en médecine. — Mialle, littérateur.

4ᵐᵉ PROCÈS-VERBAL.

Paris, 1ᵉʳ septembre 1858.

A quatre heures, le bandeau est appliqué sur les yeux de la somnambule, avec les tampons de coton. Le bandeau est fait de trois épaisseurs de velours noir. On le colle par son bord inférieur, avec une bande de taffetas d'Angleterre, au pourtour de la face, à partir du bord inférieur des ailes du nez. Chacun s'assure qu'il est parfaitement collé; qu'il ne reste de libre et d'absolument libre que l'ouverture des narines.

Presque aussitôt la somnambule demande à lire. On lui passe une carte qu'elle désigne aussitôt : « *As de trèfle.* » Une autre qu'elle désigne également de suite : « *Huit de pique.* » Une autre de même : « *Roi de carreau.* »

M. Léon Faucher passe un journal qu'il avait apporté : la petite lit au bout d'un certain temps le mot *tablettes* en caractères fins. Elle se repose quelque temps, demande à lire de plus gros caractères. On tourne le feuillet du journal, et, après environ dix minutes, elle dit : *Le Temps, tablettes du Temps.* Elle lit ces quatre mots couramment.

On constate de nouveau que le bandeau est resté parfaitement collé.

On met sur le pupitre un papier sur lequel M. le docteur Gaubert vient d'écrire quelques mots; après quelques minutes, la somnambule lit : *Gaston dit* l'*Ange de Foix*. Ce qui, en effet, était écrit.

On lui propose ensuite la partie aux cartes : madame George Sand la fait avec elle. La jeune somnambule dit exactement toutes les cartes qu'on joue et qu'elle joue.

On ôte le bandeau avec précaution, et l'on reconnaît que tout est exactement dans la même position ; le bandeau, la bandelette, les tampons de coton et le taffetas gommé ; il est tellement adhérent dans tous ses points, qu'il crie pendant qu'on le décolle.

Deux assistants, MM. Léon Faucher et Alberic Second, s'appliquent le bandeau et reconnaissent qu'il est absolument impossible de distinguer même la lumière de l'obscurité.

Ont signé : GEORGE SAND. — CHARLOTTE MARLIANI, née de Folleville. — ALBERIC SECOND, rédacteur du *Charivari*. — LÉON FAUCHER, rédacteur du *Courrier Français*. — CH. LESSEPS, rédacteur en chef du *Commerce*. — BALDOU, docteur en médecine. — BERNA, docteur en médecine. — FRAPART, docteur en médecine.

—

5ᵐᵉ PROCÈS-VERBAL.

Paris, le 24 septembre 1838.

A quatre heures et demie, mademoiselle Léonide est endormie. Le bandeau est posé par MM. Frapart et Delrieu. Il est composé de trois épaisseurs de velours noir, sous lequel on applique une bande de toile fine et des tampons de coton. Le bord inférieur du bandeau est garni d'une bande de taffetas gommé, de dix lignes environ de hauteur. Le bandeau est appliqué de manière à s'élever en haut jusqu'au-dessus des sourcils, et à descendre en bas jusqu'au niveau des ailes du nez. On constate que le taffetas gommé est collé fortement dans tout le pourtour de la face, de manière à ce qu'il n'y ait pas la moindre fissure, et à ne laisser libre que les ouvertures des narines.

Après un quart d'heure environ, on place sur le pupitre, posé sur la table, une carte qu'on recouvre d'une plaque de verre. La carte a été choisie par M. Delrieu. La somnambule frotte quelques instants le verre et nomme cette carte ; elle en nomme immédiatement après deux autres qu'on place de la même manière.

M. Delrieu écrit à l'écart un mot : on le place de même sur le pupitre et sous la lame de verre ; elle le lit. Il en est de même d'une phrase que M. Justin Maurice écrit à l'écart, et qu'il place lui-même sous le verre. Madame Pigeaire tourne la tête pendant tout ce temps, de manière à ne pouvoir distinguer ce qui est écrit. Cette phrase était :

> *Que penseront les savants,*
> *Et que penseront les ignorants?*

Après cette expérience la somnambule fait la partie de cartes, d'abord, avec M. Justin Maurice, et en-

suite avec M. le docteur Carriere. Elle a joué constamment avec promptitude, désigné la carte jouée
par elle et celle jouée par son adversaire.

On ôte le bandeau avec précaution, et l'on reconnaît que tout est exactement dans la même position.
Le bandeau est tellement adhérent dans tous ses
points qu'il crie pendant qu'on le décolle.

Pendant le cours de l'expérience, la jeune fille n'a
pas une seule fois porté la main à son bandeau, ni
fait le moindre mouvement des lèvres et des joues.

Le bandeau a été appliqué ensuite sur les yeux de
chacun des assistants, et chacun a déclaré qu'il lui
était absolument impossible de distinguer même la
lumière de l'obscurité.

Ont signé : Justin Maurice, rédacteur du *Nouvel-
liste*. — Grimaldi, littérateur. — Ed.
Carrière, docteur en médecine. — Lord
Cuningham. — Em. Lafarge. — Berna,
docteur en médecine. — Frapart, docteur en médecine. — Delrieu, littérateur. — H. Brochin, docteur en médecine.

6me PROCÈS-VERBAL.

Paris, le 18 octobre 1838.

A trois heures et demie, mademoiselle Léonide
est endormie. On applique sur ses yeux, 1° une bande
de toile ; 2° une cousse épaisse de coton. 3° un ban-

deau opaque de velours noir. Ce bandeau s'étend
d'une tempe à l'autre, et du milieu du front au bas
des narines. On colle hermétiquement le bord inférieur du bandeau aux narines et aux joues avec du
taffetas d'Angleterre, de sorte que les yeux sont dans
l'obscurité la plus profonde.

Après une demi-heure d'attente, la petite somnambule demande à lire, M. Pariset écrit une phrase que
l'on place sur un pupitre. La somnambule en lit les
deux mots suivants : *par votre*. Puis M. Jacotot
donne un petit imprimé qu'on pose également sur
le pupitre et que l'on recouvre d'un verre transparent. La petite lit presque de suite, mais lentement,
la phrase suivante imprimée en fort petits caractères :

*Rue Jacob, n° 28, près la rue de Seine, faubourg
Saint-Germain.*

Madame BOUILLY, *fleuriste, donne des leçons de
fleurs; fabrique les fleurs.*

Ensuite la somnambule fait une partie de cartes
avec M. Pariset, et elle désigne constamment sans se
tromper les cartes de son adversaire et les siennes.

Il est juste de dire que de temps en temps les
spectateurs ont vérifié que le bandeau n'était ni
dérangé, ni décollé sur aucun de ses points. Elle fait
une seconde partie avec M. d'Alton Shée, toujours
en désignant toutes les cartes.

Après cette seconde partie, on enlève le bandeau,
et l'on constate, en le renversant de haut en bas, que
le coton n'a pas varié de place, et que le taffetas

d'Angleterre est encore exactement collé aux narines et aux joues.

Lorsque le bandeau est enlevé, tous les assistants
l'essaient, et chacun constate qu'il est absolument
imperméable à la lumière.

Après cette épreuve, on découd le bandeau, et l'on
vérifie qu'il est composé de trois épaisseurs de velours
noir.

Ont signé : ESTHER CATON. — d'ALTON SHÉE, pair de
France. — J. JACOTOT, père. — PARISET,
secrétaire perpétuel de l'Académie de Médecine. — H. de MONTÈGRE, docteur en
médecine. — FRAPART, docteur en médecine. — M. JACOTOT, fils, docteur en
médecine. — AIMÉE REYBAUD. — KUHN-
HOLTZ docteur-médecin, agrégé à la Faculté de Montpellier.

7ᵐᵉ PROCÈS-VERBAL.

Paris, le 3 novembre 1838.

A trois heures et demie mademoiselle Pigeaire est
endormie, on applique sur ses yeux :

1° Une bande de toile fine.

2° Une couche de coton.

3° Une bande de velours noir.

Ce bandeau s'étend d'une tempe à l'autre, et du
milieu du front au bas des narines, et à la partie des

joues qui leur est de niveau. On colle hermétiquement le bord inférieur de ce bandeau aux narines et
aux joues avec du taffetas d'Angleterre, de sorte que
le plus petit jour ne peut pénétrer.

Après une demi-heure d'attente, la petite somnambule demande à jouer aux cartes ; après en avoir
nommé deux ou trois, présentées par diverses personnes, et tirées d'un jeu encore enveloppé, elle fait
deux parties avec madame Marliani. Elle désigne
constamment, sans se tromper, ses cartes et celles
de son adversaire.

Ensuite elle demande à lire. M. de Beauregard
donne une brochure que l'on place sur un pupitre
qui est sur la table, et que l'on recouvre d'un verre
transparent. Elle gratte, et lit les mots suivants : « *La
vérité à tous.* »

On lui donne un autre livre, apporté par M. Charles Maurice, et elle lit : *Chapitre quatre. Des faibles
vaisseaux où se gonfle tant de sang autour de
l'aorte.*

Une troisième personne, M. Saura, donne à lire un
mot écrit sur une feuille qui a deux pieds de large,
et six pouces de haut, le mot *proust*, qui tient toute
l'étendue de la feuille.

Elle lit une dernière fois le mot *Charles*.

De temps en temps les spectateurs vérifient que
le bandeau n'est ni dérangé, ni décollé dans aucun
de ces points à son bord inférieur.

On enlève le bandeau, et l'on constate en le renversant de haut en bas, que le coton n'a pas varié de

place, et que le taffetas d'Angleterre est intimement collé aux narines, aux lèvres et aux joues.

Lorsque le bandeau est enlevé, quelques assistants l'essaient, et chacun s'assure qu'il est absolument imperméable à la lumière.

On découd le bandeau, et l'on vérifie qu'il est intact et composé de trois épaisseurs de velours noir.

Ont signé : C. de BEAUREGARD. — CHARLOTTE MARLIANI, née de Folleville. — CH. MAURICE, littérateur. — HYPOLITE DUGIED, collaborateur de la *Revue du Grand Monde.* — R. SAURA, étudiant en médecine. — J. VIMONT, docteur en médecine. — PARISOT. — CH. LESSEPS. — FRAPART, docteur en médecine. — Vicomte d'YSAM FREISSINET.

JOURNAL DU COMMERCE.

MAGNÉTISME ANIMAL.

Une seconde Séance chez M. Pigeaire.

Depuis ma première relation insérée dans le *Commerce* du 24 juillet dernier, relation dans laquelle ma seule ambition fut d'exposer ce que j'avais vu, avec clarté, simplicité, bonne foi, bien des faits sont

intervenus. L'Académie de médecine a repoussé
M. Pigeaire et ses expériences, et le somnambulisme,
non sans éclat, non sans colère, non sans injures.
Je le répète, je suis fort indifférent à la question en
elle-même, plus que personne je puis dire d'elle :
nec injuriâ, nec beneficio; mais l'arrêt de l'Académie ne peut pas casser celui de ma conviction et de
mes sens, et il ne m'empêchera pas d'affirmer de
nouveau que ce que j'ai dit, je l'ai vu.

« Ce n'est pas à moi de relever toutes les inexacti-
tudes qui ont été publiées sur la séance à laquelle
j'ai assisté chez M. Pigeaire. Mais de ce que j'y ai vu
et entendu d'un côté, de ce que j'ai lu ensuite dans
certaines relations, j'ai pu conclure que l'impartialité n'était pas toujours le signe distinctif des savants. Dès la première expérience, j'avoue que j'ai
cru que mademoiselle Pigeaire *voyait sans le secours
des agens ordinaires de la vision.* Cette croyance,
je l'avais puisée non pas seulement dans le fait matériel de la parfaite occlusion des yeux, mais encore
dans une foule de circonstances que j'avais minutieusement observées sans les avoir rapportées : ainsi, la
position de la tête relativement à l'objet qui était présenté aux regards de la somnambule, la sûreté de
direction de la main, qui n'hésitait jamais en allant
saisir les cartes qu'elle devait enlever; la position des
cartes elle-mêmes, qui, placées à des distances différentes, faisaient changer à tout instant l'angle d'in-
cidence du rayon visuel, enfin une multitude de ces
mouvements instinctifs, de ces incidents non préparés,

qu'il est évidemment impossible à un enfant de douze ans de feindre et d'arranger.

« Cependant, en matière si grave, et devant des phénomènes qui sont un démenti aux règles connues de notre nature, le doute intervient, et combat dans l'esprit, même contre l'évidence. J'ai donc demandé à M. Pigeaire à voir une seconde expérience, bien résolu de m'assurer, d'examiner, de vérifier par tout ce que je pourrais posséder d'éléments de contrôle et de défiante surveillance. Hier, cette expérience a eu lieu, et voici ce qui s'y est passé :

« Onze personnes étaient présentes. Après avoir été endormie par sa mère, mademoiselle Pigeaire a subi l'application de l'appareil d'occlusion ; cet appareil était semblable en tout à celui que j'ai décrit dans ma relation précédente. Cependant un perfectionnement y avait été apporté. Tout le long de ses bords inférieurs circulait une bande de taffetas gommé de la largeur d'un pouce et demi. Descendant jusqu'aux joues et sur le bas du nez, cette bande fut collée exactement et dans toute sa largeur sur toutes les sinuosités du visage, en se repliant le long des ailes des narines. A l'inspection de l'appareil ainsi disposé, il fut bien évident pour tous les assistants qui l'examinèrent l'un après l'autre, que de cette surface il n'y avait d'accessible à toute perception de la lumière extérieure que l'orifice des narines.

« Au bout de moins d'un quart d'heure la somnambule demanda le livre, on lui présenta quelques feuilles détachées, et elle lut presque aussitôt. Elle sollicita d'abord la permission de commencer par un titre écrit en majuscules, et ensuite elle continua dans le texte même composé en caractères ordinaires. Pendant la lecture, les onze assistants étaient rangés autour de la somnambule, examinant tous ses mouvements, les regards fixés sur sa figure et sur son bandeau, épiant, pour ainsi dire, les moyens artificiels par lesquels elle aurait pu faire arriver la lumière jusqu'à sa vue. Sa mère lui demanda d'indiquer la ponctuation et elle l'indiqua. Deux phrases furent ensuite écrites par deux des assistants et lues toutes les deux en moins de cinq minutes. Pendant ce temps, le bandeau fut examiné plusieurs fois, et il fut bien constaté que, dans toutes ses parties, son adhérence avec la peau était complète. Ensuite la jeune personne joua deux parties d'écarté, nommant successivement les cartes sans hésitation, sans erreur, sauf toutefois un *sept* qu'elle prit pour un *huit*, erreur qu'elle rectifia à l'instant. Un des joueurs posa sur la table une de ses cartes sans la tourner. La somnambule signala cette petite supercherie; enfin une troisième carte fut placée sur le bord le plus éloigné de la table de jeu, et mademoiselle Pigeaire l'indiqua aussi sans se tromper.

« Tous ces résultats furent obtenus *sans la moindre contraction* dans le visage de la somnambule, *sans qu'elle eût porté une seule fois la main à son bandeau* qui fut examiné de nouveau à la fin des épreuves. Après avoir constaté la parfaite adhérence de toute la surface du taffetas gommé sur la peau, les liens du bandeau furent dénoués, et on remarqua que les tampons de coton étaient pressés entre les orbites et le velours, de manière à se séparer difficilement de ce dernier. La bande de toile qui recouvrait les yeux fut retrouvée à la même place et dans le même état, et quand il fallut achever d'enlever le bandeau, ce ne fut pas sans une espèce de résistance opposée par le taffetas gommé qui garnissait les bords inférieurs, et qui excita sur les traits de la somnambule une contraction musculaire provoquée par la douleur.

« Voilà ce que j'ai vu, après un examen qui n'était pas sans défiance, sans doute, mais dégagé de toute préoccupation, soit hostile, soit amicale. Voilà ce que les dix personnes qui étaient présentes comme moi à cette épreuve, attesteraient sans doute. L'expérience achevée, l'appareil fut placé sur les yeux d'un des assistants beaucoup plus négligemment, on le comprend, que sur ceux de mademoiselle Pigeaire, et il déclara que l'occlusion était tellement complète qu'il ne pouvait distinguer la lumière des ténèbres. Plusieurs objets, un chapeau entr'autres, furent placés devant ses yeux sans qu'il s'aperçût de leur présence (1).

« Nous prenons la liberté de penser que l'Académie de Médecine n'a pas agi dans l'intérêt de la science, en dédaignant, comme elle l'a fait, les lumières que pouvaient lui fournir M. Pigeaire et sa jeune fille.

(1) M. Donné.

Que faut-il penser du magnétisme en lui-même comme fait normal et comme science ? Je n'en sais rien, et jusqu'ici je ne m'en inquiétais guère; mais depuis que je vois les procédés dont use envers lui l'Académie, j'ai toutes les peines du monde à croire qu'elle fasse autant de bruit contre une simple duperie. A ces cris, à ces dédains ardents, à ces séances animées, il me semble reconnaître ce qui s'est passé toutes les fois qu'une découverte nouvelle est venue entr'ouvrir la surface uniforme de cette mer morte qu'on nomme la routine. Je me rappelle les désolations excitées, dans leur temps, par le kermès et le quinquina, et l'émétique, et tant d'autres encore *persécuteurs* aujourd'hui, *persécutés* à leur naissance. Je me rappelle le système de la circulation du sang contre lequel l'indignation doctorale invoquait la justice du bras séculier et les éclats de la foudre ecclésiastique. Je me rappelle cette pauvre inoculation, puis ce fléau connu sous le nom de vaccine, poursuivis, traqués, anathématisés par les conciles médicaux, tandis que les femmes les plus nobles et les plus belles de la cour et de la ville riaient de ces terreurs, et traînaient à leur remorque, vers le progrès, les revêches académies. »

CHAPITRE V.

CONDUITE DE MM. LES MEMBRES DE L'ACADÉMIE DE MÉDECINE,
COMPOSANT LA COMMISSION DU MAGNÉTISME.

> Ils ont adopté la maxime des vieilles Acadé-
> mies : « Nul n'aura de l'esprit que nous et nos
> amis. »
>
> (ARAGO, Chambre des Députés, séance du 28 juin 1839).

La commission du Magnétisme refuse d'observer le phénomène de la vision somnambulique, tel qu'il se produit. —
Elle veut remplacer l'appareil d'occlusion par un masque
qui empêcherait la lucidité magnétique de se manifester.
— Entretien de dix minutes de M. Pigeaire et de MM. les
commissaires. — Rapport sur cette entrevue que ces messieurs transforment en *séances magnétiques.* — Prix de *cin-*
quante mille francs offert à celui d'entre eux qui lira, les
yeux recouverts de l'appareil refusé. — Ce prix sera de
soixante-dix mille fr. en faveur de M. Dubois (d'Amiens),
et de M. Bouillaud. — Ces messieurs n'osent pas accepter
le défi.

GRAND, me fut-il dit, était l'émoi de MM. les membres
de la commission du magnétisme, lorsqu'ils apprirent
les résultats de nos premières expériences magné-

tiques, où les mesures de précaution les plus minutieuses avaient été prises. Comment feront-ils pour
déjouer la prudence que j'avais mise à éviter leur
contact? comment s'y prendront-ils pour faire naître
le doute sur la réalité du phénomène constatée par
ces expériences? réalité qui leur avait été, en outre,
affirmée par M. le professeur Lordat et MM. les
docteurs Brandeis et Clausade. Jamais M. Dubois
(d'Amiens), et quelques-uns de ses collègues, ne
voudront voir et attester un pareil fait. A quel expé-
dient auront-ils recours pour dénaturer l'épreuve, et
la rendre même impossible, pour peu que je ne me
tienne pas sur mes gardes? Ils savent, par les renseignements qu'ils ont demandés à M. Lordat, qu'un
corps, interposé à distance entre la tête de la somnambule et le livre, empêche le phénomène de la lecture
de se produire (1). Je fus donc peu surpris lorsque

(1) Extrait du procès-verbal des séances magnétiques, envoyé
par M. le professeur Lordat à MM. les Membres de la commission
du magnétisme.

« Pour répondre à la confiance de M. Pariset, j'ai voulu revoir
l'expérience de la lecture faite par mademoiselle Pigeaire. J'ai vu ce
que j'avais vu précédemment, *la réalité du phénomène*. L'appareil
d'occlusion avait été même rendu plus serré ; le bord inférieur
portait également une bande couverte de substance emplastique
qui s'appliquait au nez, dans le fond des sillons et au-dessous de
l'éminence des joues ; en sorte que, lorsque l'appareil a été levé,
une raie emplastique est restée continue dans les lieux susdits.

« Après l'expérience j'ai demandé si mademoiselle pouvait
lire après avoir *mis un corps opaque entre les mains et l'œil*.
M. Pigeaire a répondu *négativement*. Si elle pouvait lire en portant les mains derrière le dos, la réponse a été encore négative.»

Montpellier le 23 décembre 1837.   LORDAT.

M. le docteur Dupré me dit qu'il avait vu chez M. Double, président de la commission, une espèce de casque fait en soie, qui, par sa position, serait éloigné d'un demi-pied de la tête de l'enfant, et que MM. les commissaires destinaient à faire servir à mes expériences.

Ces messieurs n'avaient pas vu l'appareil d'occlusion dont je me servais, et ils le rejetaient. Il me semblait qu'avant de le refuser, il eût été raisonnable de le voir, de bien l'examiner, d'en faire l'application, et d'en reconnaître la défectuosité pour rendre de nulle valeur les témoignages des hommes honorables qui avaient constaté la réalité de la lucidité somnambulique. En un mot, après un examen sévère de l'expérience, les commissaires n'auraient eu qu'à prononcer l'une de ces deux phrases :

« Oui, l'épreuve a rempli toutes les conditions de notre programme. »

« Non, l'épreuve n'a pas rempli toutes les conditions de notre programme. »

Je n'eus donc plus de doute, d'après le refus d'un appareil qu'ils n'avaient pas vu, d'après la forme de la visière par laquelle ils voulaient le remplacer, de la disposition hostile des hommes qui avaient reçu la mission de constater le fait. J'eus hâte d'en finir avec eux, et dès le même jour, je leur adressai la lettre suivante :

Paris, ce 26 juin 1838.

*A Messieurs les membres de l'Académie royale de Méde-
cine, composant la commission du Magnétisme.*

« D'après la lettre que me fit l'honneur de m'écrire,
le 5 avril dernier, M. le secrétaire perpétuel de l'Académie de médecine, je suis venu à Paris pour vous
rendre témoins de l'expérience énoncée dans le mémoire que j'adressai à l'Académie, au mois d'octobre 1837. Cette expérience a pour but de démontrer un phénomène de vision très curieux. Un enfant de douze ans, ma propre fille, ayant les yeux
recouverts d'un appareil complètement opaque, devra lire dans un livre, une lame de verre transparente étant appliquée sur la page à être lue. » (Suit
la description de l'appareil).

Je vous remettrai, messieurs, cet appareil, et vous
vous assurerez qu'il est imperméable au moindre
rayon de lumière. S'il restait quelque doute dans
vos espsits sur son opacité complète, vous *pourriez*
en faire *construire* un autre de la même forme, pour
ne pas contrarier la petite somnambule, qui a con-
tracté l'habitude de ce bandeau. Celui qui le rempla-
cerait devrait être de la même matière, l'expérience
nous ayant démontré que le velours dont il est fait
n'est pas réfractaire à l'action magnétique. (C'est
du velours noir de coton).

Si, après en avoir fait un examen sévère, vous êtes
satisfaits de l'appareil que je vous aurai remis, ou s'il
vous paraît convenable d'en faire construire un autre

semblable, il sera indispensable de faire faire à l'enfant l'essai du bandeau que vous aurez préféré, par la raison que celui que je vous aurai remis aura été manié par des mains étrangères à la somnambule, et que l'autre n'aura pas encore servi. Cet essai, qui ne sera que préparatoire, sera fait en présence de M. le Président de la commission, et de M. le secrétaire perpétuel de l'Académie.

Après cet essai, l'appareil sera mis, séance tenante par votre Président, dans une boîte ou cassette qu'il fermera à clef, et qu'il scellera de son cachet. La clef restera en sa possession, et la cassette fermée et scellée me sera remise. Elle vous sera représentée telle que votre président l'aura laissée, à la première expérience que vous aurez à constater.

Il sera formé deux séries des membres composant la commission. Chacun d'elle, et M. le président, assisteront à une épreuve, si une seule épreuve suffit.

Si les premières expériences venaient à manquer, il serait fait jusqu'à quatre épreuves par série.

Nous resterons libres d'éloigner ou de rapprocher les jours destinés aux expériences, selon que la somnambule se trouvera plus ou moins fatiguée par celle qui aura eu lieu.

Lorsqu'une expérience aura réussi, les commissaires qui y auront assisté auront terminé leur mission.

Les expériences seront faites de la manière suivante :

1° *Examen de l'appareil;* constater qu'il est parfaitement opaque, et signer ;

2° *Application de l'appareil.* Chaque membre examinera attentivement, touchera avec les doigts l'appareil, pour s'assurer si l'application en est exacte ; si son bord inférieur est bien collé sur les parties qu'il recouvrira ; en un mot, si les yeux recouverts par la toile, les tampons de coton et le bandeau ainsi appliqués, sont tenus dans *l'obscurité la plus profonde ;* et si, ces conditions remplies, il y a possibilité de lire dans l'état physiologique normal.

3° Un des membres de la commission apportera un livre en caractère cicéro. Ce livre sera posé sur *une table,* devant laquelle sera assise la somnambule ; il se tiendra bien ouvert, afin que la lame de verre appliquée sur la page où l'enfant devra lire, ne puisse pas vaciller.

La lecture faite, messieurs les membres présents constateront ce fait, et signeront.

La majorité des commissaires validera les épreuves.

Les expériences seront faites avec le plus grand calme. Je n'ai pas besoin d'invoquer l'impartialité de MM. les commissaires. Je leur demande un examen sévère et consciencieux. Je réclame seulement de la bienveillance dans les paroles envers une enfant. De pareilles épreuves, lorsque les personnes lui sont étrangères, la jettent quelquefois dans une anxiété assez pénible, surtout au commencement des séances.

La tranquillité, la patience, le silence des assistants, sont indispensables pour l'accomplissement d'un phénomène très-curieux à observer et très-important sous le rapport physiologique.

J'espère, messieurs, que, quel que soit le résultat des expériences, il ne s'échangera entre nous que des paroles bienséantes.

J'ai l'honneur, etc.

PIGEAIRE, D. M. M.

On voit par cette lettre, 1° que la commission, composée de sept membres, était transformée au nombre de huit; c'était donc un juge de plus que je me donnais dans la personne du président de la commission qui aurait fait partie des deux séries.

2° Que la commission pourrait se retirer après l'examen de l'appareil, s'il ne lui paraissait pas offrir toutes les garanties désirables.

3° Qu'elle pourrait aussi se retirer si son application ne lui paraissait pas propre à empêcher le moindre rayon de lumière d'arriver aux yeux.

Que fera la commission?

Le 30 juin, elle me répondit : « Qu'elle ne peut consentir à être scindée, et que c'est à elle seule qu'il appartient de *déterminer* la forme du masque qui servira aux expériences. »

Le 2 juillet, j'écris de nouveau à messieurs les membres de la commission, et je leur dis : « Je réponds à la lettre dont vous m'avez honoré, par les observations suivantes : D'après le programme de M. Burdin, les yeux de la somnambule doivent être mis dans des conditions telles que la lumière ne puisse pénétrer dans les organes de la vision. Votre mission, à vous, messieurs, est de prendre les précautions nécessaires à ce que cette condition soit sévèrement remplie, et il ne doit rester dans votre esprit aucun doute sur ce point, qui est le point capital. »

« Eh bien! messieurs, cette condition est aussi indispensable, aussi rigoureuse, pour que le phénomène de la vision, sans le secours des yeux, puisse se développer avec plus de facilité et d'énergie dans l'état somnambulique. C'est vous dire que dans cet état, plus les organes oculaires sont impuissants, et plus facilement se produit le phénomène de la lecture.

« En rejetant, sans même l'avoir vu, l'appareil d'occlusion dont je me sers, c'est le suspecter de fraude. Il ne viendrait dans l'idée de personne que vous n'en avez pas voulu, sans l'avoir bien examiné, sans l'avoir bien éprouvé. Tout le monde conclurait de là, que les expériences nombreuses qui ont été faites avec cet appareil ne méritent aucun crédit. Vous ne pouvez, je vous le répète, le rejeter sans l'avoir ni essayé, ni même vu. Il remplit toutes les conditions pour que le moindre rayon de lumière ne puisse arriver aux yeux. Celui qui en a donné la forme, les dimensions et la composition, était aussi incrédule, aussi soupçonneux qu'aucun de vous puisse l'être.

« Vous voulez un bandeau qui soit opaque, parfaitement opaque. Moi, j'ai besoin d'un appareil qui soit complètement imperméable à la lumière, qui empêche, en un mot, la sensation de la moindre clarté. Mais j'ai besoin aussi qu'il n'offre aucune autre condition qui puisse détruire le rapport qui semble s'établir entre la face de la somnambule et l'objet qu'elle examine dans son état insolite.

« Si vous aviez lu le mémoire que j'ai adressé à l'Académie, vous ne seriez pas surpris de ma demande que la commission soit scindée ; puisque je disais : « Qu'elle n'assisterait aux expériences que par deux membres à la fois, jusqu'à ce que tous en eussent été témoins. »

« Si vous suspectez ma bonne foi, si je redoute vos préventions, il n'y aura pas moyen de nous accorder et de faire l'expérience.

« En attendant, messieurs, je la renouvellerai, tant que mon enfant n'en sera pas fatiguée, devant des hommes hautement placés dans les sciences. Je ne crains pas, je recherche au contraire l'investigation la plus sévère d'hommes instruits, sans prévention aucune, et qui ont l'habitude de l'observation. »

Trois jours après, c'est-à-dire le 6 juillet, M. Bousquet, secrétaire de l'Académie, me fit l'honneur de me transmettre l'avis suivant :

« Monsieur et très honoré confrère,

« La commission du magnétisme me charge de vous prévenir qu'elle se réunira demain à onze heures à

l'hôtel de l'Académie, et qu'elle aura l'honneur de
vous recevoir.

« Je suis, etc. »

Je me rendis le lendemain à l'Académie.

Le premier objet qui frappa ma vue en entrant
dans la salle où les membres de la commission étaient
réunis, fut une espèce de casque ou de masque, en
forme d'un bassin à barbe, dont le grand bord ar-
rondi était relevé perpendiculairement sur le fond.
Ce masque était en satin de *soie noire*.

Les salutations faites, M. le président Double me
renouvela que la commission avait *résolu* d'employer
son appareil pour l'expérience que je voulais lui démontrer. « Je vous ai fait connaître les raisons qui
s'opposent à ce que j'accepte votre masque. Fût-il
transparent, il ne pourrait pas me servir. Je ne
suis pas venu pour faire une expérience qui serait la
vôtre et non la mienne. Je suis venu vous démontrer
un fait ; après l'avoir vu, vous aurez à vous décider
s'il remplit ou non les conditions de votre programme. Vous restez libres dans votre jugement. — N'ac-
cepteriez-vous pas, me dit-on, deux tubes pour être
appliqués sur les yeux de la somnambule? ou bien
voulez-vous que l'un de nous applique les doigts sur les
paupières closes de l'enfant? » J'objectai à ces messieurs, qu'une somnambule n'était pas un instrument de physique; qu'on ne la maniait pas facilement, selon nos volontés et nos caprices; que j'avais
vu une somnambule être saisie d'une attaque de

nerfs très violente, par l'effet de manœuvres auxquelles elle n'était pas habituée. Que dans mon expérience, il était facile de se convaincre que les yeux
de la somnambule étaient hermétiquement bouchés;
que la position de la tête de l'enfant fléchie, et celle
du livre, s'opposaient en outre à ce qu'aucun rayon
de lumière pût pénétrer sous le bandeau; ce qui était
très-manifeste pendant la lecture, et surtout dans la
partie aux cartes, celles de l'adversaire étant jetées
sur la table, du côté opposé à la somnambule, et dans
une direction perpendiculaire à ses yeux.

« Jouer aux cartes n'est pas lire, avait observé
M. Double. » — Non, sans doute, mais on ne peut
reconnaître une carte par les moyens ordinaires de la
vision, si les organes de la vue sont recouverts d'un
appareil qui intercepte toute lumière. D'ailleurs, les
assistants sont là pour bien s'assurer si le moindre
décollement s'opère dans le bandeau. — Mais, dit
M. Double, il peut se faire que par certains mouvements des muscles de la face, la somnambule opère
momentanément ce décollement, et que, par d'autres
mouvements, ces mêmes muscles collent de nouveau
le bandeau à la figure. » Il n'y a pas de réponse à faire
à de pareils arguments. — Vous devriez dire aussi
que lorsque la somnambule a désigné certains objets
placés dans une tabatière, elle a enlevé et replacé le
couvercle de la boîte, sans qu'on se soit aperçu de son
adresse. On a beau crier à l'oreille d'un sourd qui
ne veut pas entendre; on ne fera pas comprendre à
un aveugle né l'existence de la lumière, il la niera

en plein midi; mais du moins on ne le prendra pas
pour juge des couleurs.

Je montrai à ces messieurs l'appareil d'occlusion
qui sert à nos expériences. Ils daignèrent à peine y
jeter les yeux. M. Double, avec un ton mielleux et
très-poli, me fit observer qu'étant nommée juge
pour accorder un prix, la commission devait prendre
toutes les précautions pour n'être pas trompée. Que
M. Comte le prestidigitateur, faisait des tours de
force vraisemblables, mais non véritables, que lui,
M. Double, pourrait parvenir peut-être à imiter
sans se donner trop de peine. « Je vous remercie,
monsieur, de votre comparaison flatteuse; je ne connais pas M. Comte, je n'ai pas son adresse, et par
conséquent je vais me retirer. » Aussitôt je me levai.
Un de ces messieurs, je ne sais lequel, puisque je
n'ai pas l'honneur d'en connaître un seul, excepté
M. Husson que je connais de vue depuis plus de vingt
ans, me dit : « Mais, monsieur, vous n'êtes pas le
seul qui vous êtes présenté à concourir pour le prix
Burdin. — D'abord, lui répondis-je, quand j'ai écrit
à l'Académie, j'ai invité deux d'entre vous à se rendre
à Montpellier, et que si le fait de vision n'était pas
tel que je l'avais annoncé, je m'engeais à rembourser
à ces messieurs les frais de leur voyage. Je vous ai
offert de venir faire l'expérience à Paris, et dans le
cas où elle réussirait devant l'Académie, après en
avoir fait l'épreuve en présence de la commission,
l'Académie voterait un prix de 2,000 francs pour le
meilleur mémoire à faire sur le magnétisme. Ainsi

vous ne pouvez pas supposer que c'est dans mon
intérêt personnel et pour le prix de M. Burdin
que je me suis déplacé ; j'ai fait insérer dans les journaux, en réponse à un article inconvenant, que je
donnerais trois mille francs à quiconque, dans l'état
physiologique normal, lirait ayant sur les yeux l'appareil d'occlusion dont je me sers. Je ne suis pas
le seul à m'être présenté, tant mieux. Si dans le moment où je vous parle, une somnambule pouvait
lire avec mon appareil, ou désigner un objet mis
dans une boîte, ou derrière ce mur, je donnerais moi-
même cette somme. Mais, parce que j'aurai présenté
un instrument, vous le refuserez ? Un chimiste ou un
physicien, avant de faire une expérience, permettrait-
il de remplacer ou même de disposer ses instruments
comme on l'entendrait ? y consentirait-il ? Vous dites
que le mien est défectueux, l'avez-vous vu ? l'avez-
vous essayé ? dites-moi donc en quoi il pèche ? Rien
ne ressemble plus à une lame de verre qu'une autre
lame de verre, et cependant nous avons apporté à
Paris celle qui depuis long-temps est employée à l'expérience.

« Vous voulez juger un phénomène dont vous n'avez
aucune idée. Il me semble qu'il était digne de votre
observation. Vous n'étiez pas forcé à l'admettre
sans preuve bien positive. Vous refusez de le voir tel
qu'il se présente. J'ai l'honneur de vous saluer. »

M. Double me fit l'honneur de m'accompagner jusqu'à la porte de la salle, en me disant : « qu'ils allaient

délibérer, et que l'on me ferait connaître la décision qui serait prise. »

Dix-huit jours se passèrent sans que j'eusse connu le résultat de la délibération de MM. les commissaires. Le 24 juillet, jour d'une séance à l'Académie, j'appris par l'un de ses membres, que la commission devait faire un rapport sur mes expériences magnétiques ; il m'instruisit de la teneur de ce rapport. « Vous devez vous tromper, aucun des commissaires n'a assisté à aucune de nos séances. — Cela est cependant. »

Je mets de suite la main à la plume, et j'écris à messieurs les membres de l'Académie royale de Médecine.

1° Que la commission du magnétisme avait refusé d'observer le phénomène de la vision à travers un corps opaque, que dans l'intérêt de la science et de la vérité j'étais venu démontrer, phénomène qui avait été constaté par plusieurs savants de la capitale.

2° Que la commission, au lieu d'examiner sévèrement le fait tel qu'il se produit, avait refusé l'appareil d'occlusion employé pour l'expérience, qui s'applique hermétiquement sur les yeux tamponés par du coton en rame, et se colle exactement au pourtour des régions orbitaires.

3° Que la commission voulait remplacer cet appareil par un masque, qui, par la manière dont il est construit, serait écarté d'un demi-pied de la tête de l'enfant, et que dans cette position, fût-il fait du verre le plus diaphane, cet appareil s'opposerait à la production du phénomène, en brisant le rapport qui semble s'établir entre la somnambule et l'objet qu'elle considère.

J'adressai ma lettre à M. le secrétaire perpétuel Pariset, avec prière de vouloir bien en faire la lecture à l'Académie assemblée. M. Pariset eût la bonhomie de la communiquer à MM. les membres de la commission. Plus habiles que M. Comte (car celui-ci, après ses tours d'adresse, remet au moins les objets à qui ils appartiennent), ces messieurs escamotèrent ma lettre, qui n'arriva pas à sa destination. Ils furent lire leur rapport dressé sur l'entretien de dix minutes que j'avais eu avec eux. Notre entrevue fut transformée par ce rapport et par le récit de M. Dubois (d'Amiens) en *séances magnétiques,* auxquelles la commission aurait assisté.

Examinons ce document, il ne sera pas aussi long que celui des expériences de M. le docteur Berna, mais il a bien son prix. Il fut inséré dans la *Gazette Médicale* du 28 juillet 1838.

« Le programme de M. Burdin se réduit à deux conditions essentielles : 1° l'occlusion complète et parfaite des yeux; 2° la condition expresse que la commission aurait le droit de prendre les précautions qu'elle croirait convenables pour s'assurer contre toute supercherie. »

On a vu à la fin du mémoire que j'adressai à l'Académie, et par ma lettre du 26 juin aux membres de la commission, qu'il *fallait* que ces deux conditions fussent sévèrement remplies.

« Dans une *première* entrevue, dit M. le rappor-
« teur, la commission s'est occupée des conditions
« du bandeau. »

Je n'ai eu qu'une seule entrevue de dix minutes
avec MM. les commissaires. A quel dessein a-t-on
dit : dans une *première* entrevue ?

« Ce bandeau se compose, 1° d'un morceau de
« toile, 2° d'une couche épaisse de coton, 3° de trois
« couches de velours (on aurait du ajouter noir), le
« tout ayant une largeur de quatre travers de doigt ;
« il est parfaitement opaque. »

Si l'on avait dit que l'appareil à six travers de
doigt de largeur, on aurait dit la vérité. Puisque l'on
reconnaissait qu'il est parfaitement opaque, qu'avait-
on à désirer ?

« Ma fille, a dit M. Pigeaire, n'éprouve le phéno-
« mène de la clairvoyance magnétique qu'autant que
« les nerfs de la face restent libres, car *elle ne voit*
« *qu'avec les nerfs de la cinquième paire.* »

La commission me fait tenir un propos absurde,
en me faisant affirmer d'une manière positive que
c'est par la cinquième paire de nerfs que s'opère la
sensation de la vue à travers un corps opaque.

« La commission, dit M. Pigeaire, pourra, si elle le
« désire, coller sur la peau le bord inférieur du ban-
« deau avec de la gomme et du taffetas. »

En s'exprimant ainsi, la commission a-t-elle voulu
faire croire que cette précaution avait été négligée
dans les expériences préparatoires ? Si un seul de ses
membres avait assisté à une seule de ses expériences,

il aurait vu que cette précaution avait été minutieusement prise. Les procès-verbaux en font foi.

« La commission a trouvé que ce mode d'expéri-
« mentation n'offrait pas toutes les garanties requises,
« car avec un bandeau aussi étroit, rien n'empêche-
« rait quelque rayon lumineux de passer par son bord
« inférieur. »

La commission *n'ayant* assisté à *aucune* expérimentation, comment peut-elle dire que le mode
employé n'offrait pas la garantie requise? Encore
une fois, son devoir était de s'en assurer.

« M. Pigeaire n'a accepté aucune des conditions
« que nous lui avons proposées. »

Je venais vous rendre témoins d'un fait, et non
faire votre expérience ; c'était à vous, messieurs les
commissaires, à décider, après l'avoir vu, s'il remplissait ou non les conditions de votre programme.

« Si je sors des conditions que je viens de vous
« faire connaître, a dit M. Pigeaire, ma fille *tombe*
« dans des convulsions graves, et la clairvoyance
« pourrait ne pas avoir lieu. »

Ce n'est pas de sa fille dont il vous a parlé, quand
il vous a dit avoir été témoin qu'une somnambule
avait éprouvé une violente attaque de nerfs, parce
qu'on l'avait contrariée. Si j'avais fait la triste expérience de cet accident sur ma fille, je serais plus
qu'absurde je serais barbare de renouveler toute
expérience quelconque.

« La commission a passé à l'examen du second
« point, à savoir, la position du livre que la somnam-

« bule devait lire. Encore ici, M. Pigeaire *avait son*
« *plan arrêté*. Il faut, a-t-il dit, que ma fille fasse ce
« qu'elle veut une fois qu'elle est magnétisée; sa clair-
« voyance ne s'exerce que de bas en haut, elle place
« *généralement* son livre sur ses genoux. »

M. Pigeaire se serait moqué de vous s'il vous
avait dit cela. Quelle que soit la disposition peu bien-
veillante de la commission du magnétisme, elle représente, lorsqu'elle est assemblée, un corps savant qu'il
respecte trop pour s'être permis cette licence. Dans
toutes nos expériences faites à Paris, le livre a été
placé sur une *table*, et même sur un *pupitre* posé sur
cette table. Il n'a donc pu vous dire que la somnambule plaçait *généralement* son livre sur ses genoux.
Il n'avait donc pas de plan arrêté. Comment M. Bousquet, qui avait assisté à quatre de ces expériences,
dont il avait dressé les procès-verbaux constatant
la position du livre sur une *table*, n'a-t-il pas arrêté
M. le rapporteur, et, dans les termes les plus académiques, le faire apercevoir qu'il commettait au moins
une erreur grossière? *Le plan arrêté de la commission* ne serait-il pas de dénaturer ces expériences?
M. Pigeaire vous a dit, qu'il s'était aperçu dès
les premiers jours que sa fille était en somnambulisme, qu'elle grattait le papier où elle lisait, après
l'avoir mis sur ses genoux qui lui servaient de point
d'appui.

M. le rapporteur revient encore aux genoux, et il
ajoute :

« La commission a *fait* observer que le livre *étant*

« *sur les genoux* de la somnambule, n'offrait pas une
« condition rassurante ; elle a *exigé* par conséquent
« que le livre fût placé dans une direction horizon-
« tale. »

Vous n'aviez pas besoin d'exiger ce qui se faisait
dans chacune de nos expériences. Plus de soixante
personnes ont été témoins que, dans toutes, le livre
a été placé sur une table devant laquelle l'enfant est
assise, et même je le répète, sur un pupitre posé sur
cette table. Cette position élève donc le livre au moins
à la hauteur de la tête de la somnambule.

Cette condition, au reste, est exprimée dans la
lettre que je vous ai écrite au sujet des dispositions
à prendre ; je les transcris de nouveau :

« 1° Examen de l'appareil.

« 2° Application sévère de l'appareil.

« 3° Bien observer si cette application reste constante pendant l'épreuve de la lecture, le livre étant
placé sur une table devant laquelle l'enfant sera assise, et recouvert d'une lame de verre. »

Quelle confiance accordera-t-on à ce prétendu
rapport, où le fait le plus matériel est exposé con-
trairement à toute vérité ?

« Par suite de ses refus, M. Pigeaire s'est trouvé
« en dehors des conditions du programme de M. Bur-
« din. La commission avait en effet pour mission de
« constater la réalité du phénomène magnétique avec
« les précautions propres à rassurer contre *toute es-*
« *pèce de supercherie* ; ce sont justement ces précau-
« tions que M. Pigeaire n'a pas cru devoir accepter. »

11

Le rouge me monterait à la face si le langage de MM. les commissaires pouvait être pris au sérieux, s'il émanait réellement de leur conviction.

C'est vous, messieurs les commissaires, qui avez refusé les conditions que vous paraissez demander, tant sous le rapport de la position du livre que sur le constat sévère de l'occlusion des yeux !

C'est vous qui pourriez être accusés de supercherie en me présentant un appareil qui, vous le saviez, se serait opposé à la production du phénomène ! votre conduite et votre rapport le prouvent.

D'ailleurs, votre devoir était d'assister à l'expérience telle que je la faisais, de voir le fait tel qu'il se produisait ; car vous demeuriez libres de déclarer si vous étiez ou non convaincus.

Mais cela ne vous eût pas suffi ; il vous importait de faire croire à l'Académie que vous aviez consciencieusement observé ce fait ; il vous importait de diminuer l'effet de l'attestation des hommes honorables qui avaient confirmé la réalité du phénomène que vous aviez à constater. Puisque vous ne vouliez pas faire cet examen, il me semble qu'il eût été plus convenable de vous démettre de la mission dont vous aviez été chargés, à moins de supposer que vous l'ayez acceptée dans un but tout à fait hostile au magnétisme. Alors il n'y a plus d'inconséquence dans votre manière d'agir, mais alors aussi, appelez-vous *commission contre le Magnétisme.*

Ne croyez pas, messieurs, que votre rapport m'ait causé une bien vive peine. J'ai dit, je le répète et je l'affirme, que la conduite de M. Dubois (d'Amiens) et de quelques-uns de ses collègues, relative seulement au magnétisme, a fait plus de bien à cette doctrine, que ses sectateurs les plus zélés n'en avaient opéré pendant vingt ans.

Terminons l'examen du prétendu rapport de M. Girardin :

« En conséquence, M. Pigeaire s'est borné à faire « *fonctionner* sa somnambule à sa manière. »

Peut-on ne pas croire, en lisant cette phrase tournée à la manière de MM. les commissaires, qu'ils ont vu fonctionner cette machine vivante?

« La somnambule a lu en effet, mais, à ce que l'on « *présume, à l'aide* des faibles rayons qui *pénétraient* « par le bord inférieur du bandeau, et après une heure « et demie de contorsions de la figure et du corps, « capables de *déplacer* plus ou moins le bandeau. »

Les procès-verbaux que nous avons transcrits, les honorables et nombreuses signatures qui y sont apposées, donnent un démenti formel à l'allégation de MM. les commissaires. Si l'un d'eux eût assisté à une seule de mes expériences, il n'y aurait pas eu *présomption*, il y aurait eu *certitude* de ce qui s'y passe. Ces messieurs ont trop de perspicacité pour laisser passer inaperçue la défectuosité de l'appareil, que n'ont pu découvrir ceux qui ont été témoins de nos expériences, et dont la méfiance avait été éveillée par le rapport de MM. les membres de la commission du magnétisme.

Dans l'entretien de dix minutes avec ces mes-

sieurs, je leur dis, et je le répète encore, que ce
n'était pas pour moi, que c'était pour eux, et dans
l'intérêt de la science, et non dans mon intérêt, que
j'étais venu à Paris.

Dès que leur président, M. Double, a voulu faire
une comparaison entre mon expérience magnétique
qu'ils avaient à constater, et celle d'un prestidigitateur, tout a été rompu entre nous. Eussent-ils
désiré ensuite de voir le phénomène tel qu'il se
produit, et qu'il n'est pas en mon pouvoir de modifier, ils n'auraient, à aucun prix, rien obtenu de
moi (1).

Que dans leur rapport ils tranforment notre entretien en *séances*, en *expériences;* à leur aise! Devant
l'Académie, ils répondront même de vive voix aux
interpellations de leurs collègues, par les amplifica-
tions suivantes :

« **M. LE RAPPORTEUR** : La commission a dû se
« mettre en garde contre la *supercherie*, et prendre
« les précautions qu'elle a jugés convenables. M. Pi-
« geaire ayant rejeté ces précautions, la commission
« *a assisté à une séance* qu'il a donné *à sa manière.*
« Eh bien ! la commission n'a pas acquis, dans cet

(1) M. le docteur Berna aurait dû agir ainsi, lorsqu'un des
membres de la commission, avant de procéder à ses expériences,
lui dit : « Nous vous prévenons qu'aucune personne étrangère n'y
assistera, parce que nous ne voulons pas de *compère*. » Un autre
lui parla en ces termes : « Faites-nous voir quelque chose, là, sans
façon, comme si vous vouliez amuser une société. » (Réfutation
de M. Berna).

« *examen*, la conviction de la clairvoyance magné-
« tique, elle a dû, par conséquent, conclure qu'il
« n'y avait pas lieu à *accorder le prix de M. Bur-
» din.* »

La commission, ainsi que nous l'avons vu, *n'a
assisté* à aucune séance, *n'a fait* aucun examen ; elle
n'a pu acquérir la conviction de la clairvoyance magnétique d'une somnambule qu'aucun de ses membres n'a vue, ni en somnambulisme, ni même dans
son état ordinaire.

Aucun d'eux n'a jamais mis les pieds chez moi ;
n'a jamais vu mon enfant ; n'a par conséquent été
témoin d'aucune expérience, ni comme médecin,
ni comme simple individu, ni comme membre de
l'Académie royale de Médecine, ni comme faisant partie de la commission du magnétisme. Comment a-t-on
pu dire que la commission a *assisté* à une *séance*, et
qu'elle a dû par conséquent conclure qu'il n'y avait
pas lieu à *accorder* le prix. On aurait été plus conséquent, et surtout plus véridique si l'on avait dit
qu'il n'y avait pas lieu à *examiner* l'expérience. Mais
dans ce cas, on avait à craindre les reproches de
l'Académie, sur ce *refus* d'examen.

« M. DUBOIS (d'Amiens). Comme membre de la
« commission, je ne puis m'empêcher de prendre la
« parole. Nous devons déclarer d'abord, que le rap-
« port a été court, attendu le peu de temps que la
« commission a eu à sa disposition. »

Un rapport sur un entretien de dix minutes, ne

peut pas être bien long. Il y a eu dix-huit jours d'intervalle entre celui de notre entrevue et celui de la lecture de ce prétendu rapport à l'Académie.

« Nous étions pressés, a ajouté M. Dubois, de faire « connaître à l'Académie le résultat de *nos séances* « avec M. Pigeaire. En conséquence, la commission « s'était réservée de donner des détails de *vive-voix* « sur des *objets* qu'elle n'a *pu* ou n'a pas *cru devoir* « *consigner* dans son rapport. »

Excepté M. le rapporteur Girardin, M. Dubois (d'Amiens) est le seul des commissaires qui ait pris la parole dans cette séance académique pour débiter les mots *nos séances* avec M. Pigeaire, donner *des détails sur des objets,* etc.

« Venons à l'histoire somnambulique de M. Pi- « geaire. Ce *magnétiseur* connaissait le programme « de M. Burdin. »

Le programme de M. Burdin est celui qu'il avait accepté de moi, et qui lui avait fait modifier celui qu'il avait primitivement proposé. Le programme adopté par M. Burdin est le mien : L'OCCLUSION COM-PLÈTE DES YEUX. UNE LAME DE VERRE INTERPOSÉE ENTRE LES DOIGTS DE LA SOMNAMBULE ET LE LIVRE. Le devoir de la commission était de constater si les conditions en étaient sévèrement remplies.

« M. Pigeaire voulait nous imposer son bandeau « *ridicule*, qui *permettait* de lire par dessous, et a « refusé obstinément les précautions que la commis- « sion était en devoir de prendre. »

Si j'ai refusé vos précautions, vous en imposez

donc quand vous dites *nos séances*, et lorsque vous
ajoutez ces paroles :

« Ensuite qu'avons-nous *vu ? Une jeune fille* ayant
« les yeux couverts à la *manière* de M. Pigeaire, se
« contordre pendant une heure, un heure et demie,
« faire des grimaces à n'en plus finir, porter même
« *les mains* sur le bandeau, jusqu'à ce que les petites
« bandelettes de taffetas *décollées* sur quelques points,
« permissent de voir des objets qu'elle désignait *pré-*
« *cisément* dans cette direction, et en portant la tête
« obliquement de côté et contre la lumière. »

Qui ne croirait, en lisant cette longue phrase,
que la commission a réellement assisté à une expérience ? M. Dubois (d'Amiens) est plus clairvoyant que
tous les somnambules ensemble, car il décrit minutieusement une scène dont il n'a jamais été témoin,
en supposant que cette scène eût eu lieu, ou bien le
délire de la passion le fait divaguer ; dans ce cas,
on doit le plaindre, et il n'est pas étonnant qu'il
n'ait pas ressenti les effets de la fustigation sanglante
que lui infligea M. Husson, au sujet de ses *infidé-*
lités, de *ses omissions* dans son rapport de la commission Berna :

M. CORNAC, qui faisait partie de cette dernière commission, quoique n'étant pas membre de la commission actuelle, est venu en aide à M. Dubois. On se
rappelle qu'ayant assisté chez moi à deux expériences,
M. Cornac se refusa à signer les procès-verbaux qu'en
avait dressés M. Bousquet, tout en reconnaissant

qu'ils étaient exacts dans tous leurs points; que dans cette note, écrite de la propre main de M. Bousquet, il est dit que M. Cornac avait raconté chez M. le docteur Ribes, en présence de vingt personnes et dans le plus grand détail, l'accomplissement du phénomène; qu'il s'était lui-même appliqué l'appareil, et qu'il n'avait *pu distinguer les ténèbres de la lumière*. On se rappelle aussi ce qu'a dit M. Pariset de M. Cornac, dans la lettre que me remit M. le docteur Flandin. Eh bien! le même M. Cornac est monté, dans cette séance, à la tribune académique pour dire que « la somnambule fit des grimaces incroyables, se contordit de mille manières, se jeta sur sa mère, se démena, s'agita. » Elle répond ce-« pendant, dit-il, aux questions qu'on lui adresse. « On lui demande si elle peut lire : « *Pas encore*, ré-« pond-elle. » La *mère* continue à la questionner, « et lui dit : « *Tu es donc paresseuse aujourd'hui?* « *Dépéche-toi donc à travailler!* » Et après des paroles si dignes, si nobles, et si vraies, M. Cornac parle de *supercherie*, et ajoute : La jeune fille lit à une faible lumière comme un chat voit dans l'obscurité. Il termine son éloquent discours par ces mots : J'ap-« prouve par conséquent le rapport *sage* et *bien cir-* « *constancié* que la commission vient de nous lire. »

La *Gazette Médicale* aurait dû ne pas omettre les paroles suivantes de M. Cornac : « Si vous accor-« diez le prix à mademoiselle Pigeaire, demain tous « les malades de Paris iraient la consulter. »

Pitié! pitié! pour certains hommes!

M. DELENS. « La commission n'a pas, selon moi, rempli, comme elle le devait, la mission dont l'Académie l'avait chargée. Son devoir était d'observer et de juger les faits tels que M. Pigeaire les lui aurait présentés. Imposer des conditions dans les phénomènes de la nature de ceux dont il s'agit, c'était mettre le concurrent dans l'impossibilité de les produire ; c'est comme si vous exigiez d'un physicien qui vous appelle à être témoins de phénomènes électriques, *qu'il n'isole pas* sa machine ou les corps qu'il voudrait électriser. Sous ce rapport, la commission a manqué à sa mission. Encore un coup, si la production de la clairvoyance magnétique exige certaines conditions que l'expérience a démontré indispensables à M. Pigeaire, refuser ces conditions, c'est empêcher la reproduction du phénomène. Je pense, par conséquent, que la commission a jugé très-légèrement une chose qui pourra peut-être devenir importante pour la science. »

M. GERDY. Voici ce que la *Gazette Médicale* lui fait dire : « Comme membre de la commission, j'ai « assisté à deux séances de mademoiselle Pigeaire. » M. Gerdy n'est pas membre de la commission du Magnétisme.

« Je suis allé chez M. Pigeaire, sans prévention « aucune. Je dois dire en conscience, que je n'ai pas « acquis la conviction que la petite a lu sans lumière « et sans yeux. Je crois qu'à force d'exercice, elle a

« fini par s'habituer avec une faible quantité de lu-
« mière, qui serait peut-être insuffisante pour des
« yeux non exercés. »

S'il en était ainsi ; comment a-t-elle fait pour lire,
et lire couramment dès les premiers jours qu'elle fut
soumise à la magnétisation, et aussitôt qu'on lui
présentait un livre ?

Au reste, M. Gerdy ne m'a pas parlé ainsi un jour
que j'ai eu occasion de le voir. Il me dit qu'il était
dans le doute ; il n'a pas cru devoir en sortir, car je
l'ai invité, je l'ai pressé même, dans l'intérêt de la
science, à ce qu'il assistât à l'expérience autant de fois
qu'il le désirerait, et jusqu'à ce qu'il fût bien convaincu
de la réalité du phénomène. Dans le Bulletin de l'Académie royale de Médecine, où est relaté l'extrait de cette
séance, je lis : « Pour moi (c'est M. Gerdy qui parle)
« je puis assurer que j'avais été chez M. Pigeaire,
« sans aucune prévention, et bien décidé à en croire
« mes yeux. J'en suis parti avec une demi-conviction ;
« je ne voudrais pas assurer que le phénomène soit,
« je ne pourrais pas assurer qu'il ne soit pas. »

M. Adelon parle dans le même sens que M. Delens.

Je termine cette analyse par citer les paroles de
M. Jules Cloquet : « Le magnétisme est une chose
si insolite, il annonce des faits si surprenants, qu'il
autorise, par cela même, une grande méfiance ; mais,
messieurs, s'ensuit-il nécessairement que ces faits
soient tous faux, tous controuvés, ou le produit d'une

imagination en délire? Nullement. La seule conséquence légitime à tirer de là, c'est de redoubler d'attention dans l'examen de ces faits pour éviter l'erreur;
car, messieurs, on ne se trompe pas moins à *ne pas
croire*, quand il faut croire, *qu'à croire,* quand il ne
faut pas. Une fois le fait constaté, peu importe qu'on
le comprenne ou qu'on ne le comprenne pas. Il y a
mille faits tous plus extraordinaires les uns que les
autres et que pourtant il faut admettre; et, pour n'en
citer qu'un seul, je citerai l'aiguille aimantée; pourquoi se dirige-t-elle constamment vers le nord? Quand
des membres nombreux de cette Académie, affirment
avoir vu de leurs yeux des effets extraordinaires du
magnétisme, convient-il aux autres de les nier? Ils
disent que ces faits sont impossibles. Impossibles! et
qui donc ici se flatterait de connaître assez bien la
puissance de la nature pour en fixer les bornes? Il y
a quelques années qu'un jeune homme était en état
de somnambulisme magnétique; je lui fermai les
yeux avec les doigts que je tenais exactement appliqués sur les paupières abaissées, et ce jeune homme
y *voyait* dans cet état, car il *lut.* Quelques temps après
l'expérience fut répétée, et cette fois elle échoua; ce
qui prouve que les somnambules sont des machines
vivantes et par conséquent variables. La variété est
un des attributs de la vie et principalement du système nerveux. Il y a des physiologistes qui ne sont
pas éloignés d'admettre quelque analogie entre le
système nerveux et le fluide électrique. En 1733 ou
34, il a été fait des expériences desquelles il résulte

que l'électricité a le pouvoir de rendre transparents
certains corps opaques. Je sais, messieurs, qu'il faut
quelque courage pour parler devant vous du magnétisme et de ses effets; mais on *a beau faire*, les faits
sont inflexibles, et je ne serais pas étonné que, malgré
la *résistance* la mieux *combinée* et la plus *soutenue*,
un beau jour le magnétisme vînt prendre place dans
la science où on refuse aujourd'hui de l'admettre. »

« M. Rochoux soutient, contre l'opinion de
« M. Cloquet, que les fonctions du système nerveux
« sont aussi *régulières*, aussi *constantes*, aussi
« *irrévocables* que les lois les mieux prouvées de la
« physique. »

Magendie, Flourens, Charles Bell, suspendez vos
difficiles expériences sur le système nerveux! Emules
de Bichat, de Gall et de Spurzheim, successeurs de Pinel
et de Broussais, et vous, savant Esquirol, qui avez
profondément étudié et observé des maladies nerveuses
dont la nature et les symptômes si variés, si bizarres
et si incohérents, ont plus d'une fois bouleversé votre
profond savoir, priez M. Rochoux de vous rendre
participants de sa science! Si vous croyez ce qu'il a
dit savoir, « Que les fonctions du système nerveux
sont aussi *régulières*, aussi *constantes*, aussi *irrévocables*, que les lois les mieux prouvées de la physique; » ce n'est pas une médaille, qui peut facilement s'égarer et que la rouille ronge, qu'il convient
de décerner à M. Rochoux, les médecins doivent
faire couler en son honneur un bronze colossal sur

le piédestal duquel on gravera : Au plus savant PHY-
SIOLOGISTE DES TEMPS PRÉSENT ET A VENIR.

En vain MM. Delens, Adelon, Jules Cloquet et
M. Pelletier, qui avaient assisté à nos expériences,
ont parlé au nom de la science et de la vérité. Trois
ou quatre académiciens, esprits forts qui savent tout
ou qui croient tout savoir, estiment par conséquent
que ce qu'ils ignorent est impossible, et ne mérite
aucun examen.

On fut généralement surpris que M. Bousquet ne
prît pas la parole dans cette séance pour informer
l'Académie qu'aucun des commissaires n'avait jamais
assisté à nos expériences. Sa qualité de secrétaire de
l'Académie le fit tenir dans une réserve timide. Il
crut ne pouvoir lutter contre des hommes qui, na-
guère, l'avaient forcé de cesser la lecture du rapport
dont il avait été chargé avec M. Guéneau de Mussy.

Voyons ce qu'il adviendra de ces débats. Dès le
lendemain où ils avaient eu lieu au sein de l'Académie, parut, dans deux feuilles publiques, un article
dont le titre, en gros caractères, portait ces mots :
« MADEMOISELLE PIGEAIRE A L'ACADÉMIE DE MÉDECINE. »
Ce titre menteur, bien digne de l'article entier, est
le corollaire du rapport fait par M. Girardin. Il veut
faire accroire au public que mademoiselle Pigeaire a
été *présentée* à l'Académie, *soumise* à des expériences, et la *supercherie* de son père pleinement
dévoilée.

Mais la résistance la mieux *combinée* et la plus
soutenue de nos adversaires, pour me servir des

termes de M. Cloquet, sera impuissante. Les armes dont ils se servent nous blessent par derrière, mais leur blessure est peu profonde, et sa cicatrice déposera de la déloyauté d'hommes pour qui tous les moyens sont bons.

Comme il existe plus d'un magnétiseur en France, l'Académie de Médecine reçut, dans sa prochaine séance, une lettre ainsi conçue :

« A Monsieur le Président de l'Académie Royale de Médecine. »

« MONSIEUR LE PRÉSIDENT,

« Les personnes qui s'intéressent à la cause du magnétisme espéraient que l'arrivée de M. Pigeaire à Paris mettrait enfin un terme aux discussions qui ont lieu au sujet des phénomènes du somnambulisme. Grâce aux dispositions peu bienveillantes de la commission, la question a été déplacée ; elle n'a voulu assister à aucune expérience, et il a suffi de l'inspection *momentanée* du bandeau de M. Pigeaire, pour autoriser les suppositions les plus offensantes, et faire rompre toute relation avec ce médecin.

« Il est cependant notoire que plusieurs séances particulières ont eu lieu chez M. Pigeaire, en présence de MM. Adelon, Arago, Bousquet, Cloquet (Jules), Cornac, Delens, Dupré, Esquirol, Gerdy, Guéneau de Mussy, Nicolle, Orfila, Pelletier, Réveillé-Parise, Ribes, Roche, Velpeau, Villeneuve, etc., etc., et que les cinq sixièmes d'entr'eux, après avoir tout examiné avec l'attention la plus scrupuleuse, ont été convaincus de la loyauté de M. Pigeaire et de la réalité de la vision somnambulique. Si donc la commission avait commencé par constater le fait au lieu de vouloir changer les conditions dans lesquelles il se produit, il est permis de croire que tous les doutes seraient levés; car de quoi s'agit-il? de voir si l'appareil est opaque, s'il est bien appliqué, et si mademoiselle Pigeaire lit et joue aux cartes.

« Jusqu'à présent, le public n'a d'autres garanties de l'insuffisance du bandeau, que les assertions *purement gratuites* de MM. les commissaires, appuyés de MM. Cornac, Gerdy et Velpeau.

« Les partisans du magnétisme, confiants dans le témoignage des savants cités plus haut, pensent qu'il faut autre chose pour infirmer un fait tant de fois reproduit depuis deux ans. En conséquence, je viens, en leur nom et au mien, faire à MM. les commissaires la proposition suivante, corollaire tout naturel de celle de M. Burdin.

Cinquante mille francs sont offerts à celui d'entr'eux, y compris MM. Bouillaud, Cornac, Gerdy et Velpeau, qui lira et jouera au cartes avec l'appareil de mademoiselle Pigeaire. Dans le cas où M. Dubois (d'Amiens), et son honorable collègue M. Bouillaud, donneraient la preuve qu'on voit à *merveille* avec cet appareil, il sera ajouté *vingt mille francs* de plus à la somme proposée, en récompense de leur savoir faire (*soixante-dix mille francs*). »

« Si MM. les académiciens dédaignent cette mo-

« deste offrande, ils peuvent la verser dans la caisse des pauvres. »

J'ai l'honneur d'être, etc.

BERNA, D. M.,

rue de la Chaussée-d'Antin, 28.

« *P.-S.* Je déposerai, au commencement de la séance d'épreuve, la liste et les engagements des souscripteurs. »

« Convenons, dit le collaborateur d'un journal
« (au sujet de l'offre de M. le docteur Berna) que
« M. de Monthyon, ce grand rémunérateur, ne se
« montra jamais si généreux. Et maintenant MM. les
« académiciens relèveront-ils le gant qui leur est
« jeté avec tant d'assurance ? »

Non, ils ne le relèveront pas. Si MM. les membres de la commission du magnétisme n'avaient pas été bien certains que l'appareil remplissait toutes les conditions les plus rigoureuses, pour la complète occlusion de la vue, ils l'auraient vite accepté, ils auraient assisté à une expérience, ils auraient découvert et dénoncé publiquement la supercherie. Et alors, non-seulement ils auraient jeté l'ignominie à la face de M. Pigeaire, mais encore ils auraient lancé leur anathème contre leurs niais et imbéciles collègues, qui avaient constaté l'opacité de l'appareil, et affirmé la réalité du phénomène de la vision à travers cet appareil prétendu opaque.

A la lecture de la lettre de M. Berna, MM. les membres de la commission éprouvèrent un violent dépit,

qu'ils déguisèrent mal sous le voile d'un ricaneur
dédain.

« Messieurs, observa un académicien, il ne s'agit
pas seulement de vous, il s'agit d'une forte somme en
faveur des pauvres, si vous démontrez les assertions
de votre rapport. Au nom de la vérité, au nom de
l'humanité, vous ne pouvez vous refuser à cette
démonstration ! »

Que feront MM. de la commission, et MM. Cornac, Bouillaud, Velpeau? Comment échapperont-ils
à la proposition de M. Berna, qui tombe à l'impro-
viste au milieu de l'Académie ?

« Voyons, messieurs, prouvez vos paroles par
des actes ! Vous avez répondu par le sarcasme
à la démonstration d'un fait. Que ferez-vous à présent ? Vous ne répondez pas ! Un souris moqueur est
sur vos lèvres, et votre figure est contractée ! Voyons,
remettez-vous, et, si c'est la modestie qui retient chacun de vous, et l'empêche d'entrer le premier en
lice pour faire une bonne action et confondre l'inso-
lente proposition de M. Berna, tous ensemble mettez-
vous à l'œuvre ! Des bandeaux en nombre suffisant
vous seront distribués, et de crainte d'une supercherie diabolique, vous les ferez construire vous-mêmes,
ainsi que vous l'avait proposé M. Pigeaire pour son
expérience.

« Vous n'aurez pas une commission hostile pour
affirmer que vous n'avez pas lu, quand vous aurez
lu ! On ne vous impose aucune condition ! Vous avez
dit que mademoiselle Pigeaire tenait le livre sur ses

12

genoux, pendant l'expérience, tandis qu'il a toujours
été placé sur la table ou sur un pupitre à la hauteur
de sa tête ! Vous placerez, vous, le livre comme vous
voudrez, sur vos genoux, sur votre ventre, près de
votre poitrine, *ad libitum*!

« A l'œuvre, messieurs! commencez, M. Double,
vous qui, dans très-peu de temps, acquérez l'adresse
de M. Comte! Contractez certains muscles de votre
face pour *décoller* le bandeau à chaque mot à lire,
et chaque fois, contractez d'autres muscles pour en
opérer *le recollement!* Prenez bien garde qu'on ne
s'aperçoive de votre stratégie musculaire, et qu'on
ne vous arrête au milieu d'un mot! Mais non, vous
mettrez en défaut vos surveillants, et prouverez que
les muscles de votre figure sont doués d'une adresse
plus merveilleuse que tous les phénomènes somnambuliques!

« A vous, M. Cornac! preste! courage! travaillez!
travaillez-donc! comme dirait le directeur de *Munito*,
et comme vous faites dire à madame Pigeaire. Allons, pas de paresse! *contordez vous, agitez-vous,
démenez-vous!* et puisque à présent, vous pouvez
distinguer la lumière des ténèbres, faites attention
de ne pas vous jeter sur M. Bousquet, quoiqu'il vous
ait invité à assister deux fois à une mystification, et
vous ait proposé de signer un procès-verbal que vous
avez reconnu être exact dans tous ses points, ce
qui vous aurait nui auprès de vos collaborateurs de
la commission Berna.

« Vous, M. Girardin, qui avez une si bonne figure

d'homme, appliquez-vous ce bandeau de *quatre tra-*
vers de doigts de largeur, insuffisant, selon vous !
Néanmoins, quand vous l'aurez sur les yeux, je crains
que vous ne trébuchiez, et que, dans votre chute, vous
ne blessiez M. Husson ; ce dont vous seriez bien
fâché, excepté que vous ne voulussiez le punir d'a-
voir fait partie de la niaise commission de 1826, et
d'avoir rédigé un rapport bien détaillé, bien cir-
constancié, des phénomènes magnétiques qu'elle
avait *réellement* observés dans de nombreuses expériences où elle avait eu la bonhomie d'assister pendant cinq années.

« Que M. Velpeau se retire dans un coin de la salle
académique ! Qu'il soulève un peu l'appareil sans
tampons de coton, afin d'apercevoir, non pas une
carte qu'il a en main, mais une seule lettre d'un
livre, ou afin de s'habituer au bandeau ! Alors son
œil perçant et noble aquerra la puissance du microscope.

« M. Bouillaud, qui n'est pas le moins fougueux
des anti-magnétistes, voudra-t-il essayer l'appareil ? On
lui permettra même, attendu qu'il n'est pas fait avec
du papier, de le percer au beau milieu avec une
épingle et de transpercer aussi les tampons de coton.
Alors, bien certainement, il *verra à merveille*, et
lira une ou deux lignes de son article, ou plutôt de
sa diatribe contre le magnétisme. Il ne sortira pas de
la séance académique *les poches vides*, et sera reçu
en triomphe au bureau de charité de son arrondis-
sement.

« Quant à vous, M. Dubois (d'Amiens), qui avez joint votre rapport verbal au rapport écrit de M. Girardin, qui, dans la même séance, avez *grotesquement* parodié un enfant de douze ans, que vous n'avez jamais vu, vous recouvrirez, sans doute, vos yeux de ce bandeau *ridicule* que voulait vous *imposer* M. Pigeaire! Vous confondrez alors facilement M. Jules Cloquet, qui, en pleine Académie, a osé affirmer l'absurdité révoltante, qu'un somnambule, sur les yeux duquel il tenait ses doigts exactement appliqués, avait néanmoins lu dans un livre placé devant lui.

« Allons messieurs! tous ensemble, amusez l'Académie comme le ferait un magnétiseur dans une société! ne vous gênez pas! on est fort aise de vous voir à l'œuvre. Mettez en pratique *l'utile dulci*, car les pauvres sont impatients de recevoir les soixante-dix mille francs qu'à coup sûr vous gagnerez, et verserez dans leur caisse!...

« Vous refusez!... Que penseront de votre habileté vos collègues les académiciens qui, sans doute, vous ont nommés commissaires pour quelque chose? Que dira-t-on en France, où votre bulletin, deux feuilles publiques, la *Gazette Médicale* et le *Journal de la Phrénologie*, ont publié que vous aviez reconnu et découvert la fraude et la supercherie des expériences de M. Pigeaire?

CHAPITRE VI.

NOS DEUX DERNIERS ADVERSAIRES.

> « Condamner résolument une chose pour
> fausse ou impossible, c'est se donner l'avan-
> tage d'avoir dans la teste les bornes et li-
> mites de la volonté de Dieu et de la puis-
> sance de nostre mère nature ; et n'y a
> pourtant point de plus notable folie au
> monde que de les rameiner à la mesure de
> nostre capacité et suffisance. »
>
> (MONTAIGNE.)

M. Donné, rédacteur au *journal des Débats*, fait trois articles
sur une seule expérience magnétique. — Il propose un
bandeau. — Indisposition de la somnambule qui en retarde
l'essai. — Le docteur Elliot son assiste à une expérience
faite avec ce bandeau. — Dépit de M. Donné. — Lettres de
M. Frapart à M. Donné et à M. Bouillaud. — Article du
Charivari.

JE dois des remercîments publics à MM. les membres de l'Académie de Médecine et aux savants distingués qui, sans antécédent comme sans prévention

pour ou contre le magnétisme, ont assisté aux expériences et affirmé la réalité d'un des phénomènes
les plus curieux que produit la magnétisation. Ma
reconnaissance est aussi acquise aux hommes honorables qui ont pris la défense de notre doctrine, et
ont fait dans un seul jour une souscription imposante,
qui a mis a nu le mauvais vouloir de la commission
du magnétisme, et renversé l'échaffaudage de leurs
allégations.

Les sarcasmes de nos antagonistes faisaient au
reste peu d'impression sur moi. J'écrivais à l'un de
mes confrères : « Une bonne poignée de main de la
part d'un honnête homme me fait mille fois plus de
plaisir que ces sarcasmes et ces injures ne me causent de la peine. » Ceux qui me connaissent, savent
que je ne les mérite pas et cela me suffit. Quant à
ceux dont je n'ai pas l'honneur d'être connu, tant
pis pour eux s'ils jugent sans connaissance de cause.

Obligé de faire un voyage, je priai M. le docteur
Frapart, qui avait pris à cœur l'intérêt de la mission
que je m'étais imposée, d'assister, en mon absence,
aux séances magnétiques. Il eut deux luttes à soutenir, l'une avec M. le docteur Donné, l'autre avec
M. le professeur Bouillaud.

On se rappelle que M. Donné avait été présent à
la cinquième séance dont on a lu les détails insérés
au *Journal du Commerce*. M. Donné rendit compte
de l'expérience dans les *Débats;* sa relation occupe
huit colonnes du feuilleton de ce journal. Il parle
d'abord de la disposition de son esprit sous le rapport

du magnétisme. Après ce préambule : « La séance est ouverte, dit-il, nous sautons le pas ; nous franchissons la limite de cette vie, et nous voici de l'autre côté du fleuve, dans l'empire de Dieu ou du diable. » Ce langage n'est pas celui d'un médecin observateur, mais bien d'un écrivain brillant d'esprit ; le style de M. Donné est élevé et hors de la portée de mon entendement. J'arrive au fait.

La somnambule fut très inquiète au commencement de la séance. Les assistants demandèrent de lui enlever l'appareil, et de la faire reposer.

« Le calme étant revenu, l'appareil replacé, l'enfant, dit M. Donné, a saisi la brochure qu'on lui présentait, recouverte d'une plaque de verre ; elle y a appliqué le doigt, et, suivant chaque ligne, a lu un paragraphe entier. Une autre page a été coupée, une autre brochure a été substituée, toujours avec le même succès.

« L'épreuve des cartes a été ensuite tentée ; sans hésiter, la somnambule a nommé les cartes jouées par son adversaire et celles qu'elle jetait elle-même sur la table.

« Le bandeau a été enlevé avec *le plus grand soin*, de manière à *s'assurer* que tout était bien *en place*, les tampons de coton sur les yeux, et les bandelettes aglutinatives sur les joues.

« Plusieurs des assistants s'étant appliqués le bandeau sur les yeux, ont été *incapables* de lire le moindre mot ; pour moi, je *déclare* qu'ainsi affublé, je ne me serais pas chargé de distinguer *un*

« *homme d'un chapeau*, à travers un voile si peu
« transparent. »

Il semblerait, d'après ce récit, que M. Donné est
très-satisfait de cette expérience. Voici ce qu'il
ajoute :

« Cependant, que conclure de tout ceci? C'est là
que commence notre embarras, et il est cruel. S'il
nous était permis de nous laisser guider par notre confiance dans la *parfaite bonne foi d'une famille honorable, et d'une enfant sans malice,* nous serions
très-heureux et très à l'aise, et nous n'hésiterions
pas à proclamer, dès aujourd'hui, la puissance du
magnétisme.

« Mais l'on ne peut nous savoir mauvais gré de
nous abstenir, jusqu'à ce que la conviction la plus
ferme soit entrée en nous, par tous nos sens et par
toutes les facultés de notre esprit, et nous serons
d'accord en ce point avec notre confrère de Montpellier, *qui ne veut que la vérité, et qui nous donne,
avec tant de zèle et de confiance, les moyens de la
chercher avec lui.* »

M. Donné avait raison de parler ainsi, s'il n'était
pas pleinement convaincu de la lucidité de la somnambule. N'aurait-il pas dû se tenir toujours dans
la même réserve? Pourquoi, n'ayant pas revu l'expérience, l'a-t-il taxée, plus tard, d'imposture et de
jonglerie?

Huit jours après la séance où il avait assisté,
M. Donné publia, dans *les Débats,* de nouvelles réflexions sur le magnétisme. Après avoir parlé du som-

nambulisme naturel, il fait sa profession de foi sur le somnambulisme magnétique.

« Le sommeil magnétique, dit-il, nous paraît avoir « été trop bien et trop fréquemment observé par des « hommes trop habiles, et d'une bonne foi trop cer- « taine; nous avons été *nous-même témoin* de ce « phénomène, dans des circonstances *trop précises* « pour ne pas *avouer* sans détour *notre croyance* à « cet égard. »

Que tous les anti-magnétistes parlent ainsi, la controverse sur notre doctrine cessera bientôt. Chacun apportera le fruit de ses observations; elles se corroboreront les unes par les autres.

Malheureusement, l'esprit de parti, le désir de plaire à tels ou tels hommes, font varier notre manière d'agir, et le langage du lendemain ne ressemble en rien à celui de la veille.

Dans son deuxième article, M. Donné, après avoir dit que la commission n'avait pas eu tort d'avoir exigé les conditions qu'elle réclamait, la blâme plus loin d'avoir voulu en imposer qui auraient pu empêcher le phénomène de la lucidité. Il cite le fait suivant : « Que l'on place, dit-il, une feuille de corne bien transparente contre l'œil, et l'on verra les objets sans aucune difficulté; que l'on applique immédiament la même substance sur les pages d'un livre, et on lira comme à travers une plaque de verre; mais que l'on mette la plaque de corne à une certaine distance des yeux et des objets, dans une situation intermédiaire, comme on voudrait le faire pour la

somnambule, avec une feuille de papier, et alors il
sera absolument impossible de rien distinguer au
travers de la substance. La science attend encore
l'explication de ce singulier phénomène. »

Plus tard, M. Donné me proposa un bandeau qui,
comme le mien, serait exactement appliqué sur les
yeux, mais qui ne nécessiterait pas l'emploi du taffetas d'Angleterre ; j'acceptai sa proposition. Quelques jours après, il me remit deux bandeaux. Je lui
promis d'en faire l'essai aussitôt que les expériences
que nous avions à faire avec mon appareil seraient
terminées, et que cinquante signatures d'hommes honorables auraient constaté qu'il remplissait
toutes les conditions requises pour l'occlusion complète de la vue. Nous continuâmes donc les expériences que nous avons relatées.

Notre jeune fille se trouvant indisposée (elle avait
un rhume de cerveau qui la fatiguait beaucoup) nous
restâmes près d'un mois sans la soumettre à de nouvelles épreuves. Elle n'était pas tout-à-fait remise de
son indisposition, lorsque M. Elliotson, l'un des
médecins les plus instruits de l'Angleterre, étant
venu passer un seul jour à Paris, vint me prier de
le rendre témoin de la lucidité de notre enfant. Nous
accédâmes à sa demande avec d'autant plus de plaisir, que ce médecin avait fait, à l'hôpital de l'Université, à Londres, des expériences magnétiques très-
intéressantes. Il vint le soir avec un de ses collègues ;
M. Frapart et M. Bazille, assistèrent aussi à cette expérience. Elle fut faite avec le bandeau de M. Donné,

que nous avions déjà éprouvé une fois, pour y habituer la somnambule.

Quoique indisposée, elle lut deux mots écrits par M. Elliotson, et désigna une ou deux cartes. Cette épreuve parut suffisante au docteur anglais. D'ailleur, la somnambule était si enrhumée qu'elle n'aurait pu la continuer. Elle n'aurait même pu y être soumise avec notre appareil dont l'application était longue et fatiguante.

M. Elliotson n'approuva pas le bandeau de M. Donné. Il préférait, nous dit-il, l'appareil employé habituellement, et dont je lui avais envoyé un modèle à Londres. Il donnait pour raison, que le ressort métallique qui assujétit le nouveau bandeau, remplissait très-bien cet effet sur sa tête à lui ; mais il ne pouvait être certain que la pression exercée par la lame d'acier fût la même sur la tête de l'enfant, tandis que notre bandeau recouvrant parfaitement les orbites tamponnés de coton, et collé par une substance emplastique au pourtour des régions orbitaires, offrait à l'œil et au toucher de l'observateur toute la garantie que l'on pouvait exiger. L'on voit combien il est difficile de contenter tout le monde.

Pour moi, je donne la préférence au bandeau de M. Donné, non qu'il soit plus parfait comme moyen d'occlusion, mais parce qu'il est d'une application plus facile et plus prompte, ce qui est un très-grand avantage dans notre expérience, où la mise de notre appareil fatigue et inquiète souvent la somnambule.

M. Donné, trop impatient de voir fonctionner son bandeau m'écrit, le 27 août 1838, le billet suivant :

« Je prie M. Pigeaire de me dire quelles sont ses « intentions relativement à la séance qu'il doit me « donner? *Je ne puis pas attendre* plus tard que « demain, à cause d'une absence que j'ai à faire. »

Le lendemain matin 28, je reçois de M. Donné un autre billet ainsi conçu : « Ne pouvant plus « compter sur la séance que M. et madame Pigeaire « m'avaient fait espérer, je les prie de vouloir bien « *remettre* au porteur les bandeaux que je leur ai « envoyés. » Je fis ce que chacun aurait fait à ma place.

Le ton de ces deux billets, l'air d'importance de M. Donné, qui ne ressemblait pas mal à la *Mouche du Coche* de La Fontaine, me firent suivre le conseil du fabuliste, et de suite je fus moi-même remettre à M. Donné ses deux bandeaux.

Il eut l'air de se plaindre que depuis plus d'un mois nous donnions des séances pour tout le monde, excepté pour lui. « Vous saviez, lui dis-je, que je devais faire constater la bonté de mon appareil par un grand nombre de personnes avant de vous faire voir que la somnambule lirait tout aussi bien avec le vôtre. Nous l'avons employé deux fois, et deux fois l'épreuve a été satisfaisante. L'enfant a été indisposée, sans cela votre impatience serait déjà satisfaite, avec d'autant plus de raison, que je dois m'absenter pour un mois. Comme je n'ai habitué qui que ce soit à m'écrire sur le ton que vous avez pris, qu'il n'en soit plus question. » — Eh bien! monsieur, j'écrirai contre vous un article dans les *Débats*. — Ecrivez-en dix, je m'en moque d'avance : vous ne retarderez pas pour cela la marche du magnétisme. »

En effet, le troisième article de M. Donné parut dans les *Débats*, le 4 septembre 1838. « Voyant, dit-il, qu'après plus d'un mois d'attente, je n'exécutais pas ma promesse de faire l'épreuve de ses bandeaux, il les avait fait retirer. Il termine son factum par ces réflexions : « Beaucoup de mes confrères trouveront, sans doute, que je me suis donné trop de peine pour pousser à bout le *charlatanisme* dénoncé par l'*Académie de Médecine*, et que quelques exemples de ce genre réduiront le magnétisme à sa juste valeur dans l'opinion publique. »

M. Donné a voulu, sans doute, dire que le magnétisme serait réduit au *somnambulisme magnétique*, qu'il a *reconnu* exister. Je suis très-satisfait de son opinion ; elle prouve plus en faveur de cette doctrine que la clairvoyance à travers un bandeau opaque, phénomène qui se manifeste rarement dans le somnambulisme.

La réunion des trois bulletins de M. Donné, dus à la séance d'une heure à laquelle il a assisté chez moi, forme une brochure de 90 pages. Tous les goûts peuvent être satisfait dans ces trois variantes :

La première, où je suis considéré par M. Donné comme un homme honorable et de bonne foi, renferme les détails du phénomène de la lucidité magnétique. Elle sera lue avec plaisir par les partisans du magnétisme.

Les sceptiques donneront la préférence à la deuxième. Elle se termine par cette phrase : « Les esprits les plus décidément incrédules ont ordinairement les rieurs de leur côté, *quoiqu'ils soient loin d'être les meilleurs esprits.* »

Les incrédules s'écrieront à la troisième : « C'est très-bien, c'est parfait, c'est plus que parfait. »

Les indifférents, après les avoir lues toutes les trois, ne sauront que penser de leur auteur et du magnétisme.

Malgré tout l'artifice du langage de M. Donné, on s'aperçoit que son troisième bulletin a été dicté par le dépit. Si je me fusse trouvé à Paris lorsqu'il parut, j'aurais privé M. Frapart du plaisir de relever ce *malencontreux* bulletin. « Passe! passe! j'aurais dit : tu n'es que du vent. » D'ailleurs ma faible plume n'aurait pu lutter contre un homme qui un jour dit blanc, le lendemain gris, et le surlendemain, noir. Je me serais dit encore : « M. Donné s'est neutralisé (chimiquement parlant) ; laissons-le cristalliser en repos. »

Mais M. Frapart, dont la parole est haute et puissante, crut devoir en appeler à *l'opinion publique* sur la valeur des paroles de M. Donné, qui faisaient dire à plusieurs personnes : « Dans quelle intention a-t-on refusé son appareil après l'avoir accepté? »

Le docteur Frapart à M. Donné, rédacteur au journal des Débats.

Paris, le 7 septembre 1839.

« Monsieur,

« Dans votre article, publié le 4 de ce mois par le *Journal des Débats*, vous dites, 1° que vous avez proposé à M. Pigeaire de remplacer le bandeau dont il fait usage, par un autre bandeau analogue, que vous fournirez vous-même; 2° que M. Pigeaire a d'abord accepté votre proposition; 3° enfin qu'après avoir vainement attendu pendant un mois, vous avez reclamé votre bandeau qui vous a été rendu.

« Je ne contesterai aucun de ces faits, car ils sont vrais. Toutefois, pour expliquer le retard dont vous vous plaignez, je rappellerai que mademoiselle Pigeaire a été indisposée; et, pour vous prouver que cette indisposition n'était pas un prétexte afin d'éviter l'expérience, aujourd'hui, que votre proposition devient publique, et prend, par là, une importance qu'elle n'avait pas, je viens vous déclarer que je l'accepte tout entière, et telle que vous l'avez formulée dans l'article du *Journal des Débats*, qui donne lieu à la lettre que j'ai l'honneur de vous écrire en ce moment. M. Pigeaire est absent de Paris; en partant, il m'a confié les intérêts de sa cause, qui est aussi la mienne. J'entre en lice pour la défendre, avec la conviction de l'homme de science, qui a *vu, bien vu, revu.*

« Ainsi, monsieur, quand vous voudrez, la sévère épreuve que vous avez demandée sera faite en présence de six notabilités intellectuelles, dont trois de votre choix, et trois du mien.

« Nous nous trouverons heureux, monsieur, de voir le combat transporté sur un autre terrain que celui de l'Académie de Médecine ; et, quoiqu'il ne faille que des yeux pour constater un fait de cette nature, et de la bonne foi pour le proclamer, les partisans du magnétisme seront encore plus tranquilles sur le succès de leur cause, quand ils apprendront qu'elle a pour juge des hommes aussi recommandables que ceux que vous nommez dans votre article; c'est-à-dire, des hommes d'une haute capacité, d'une moralité reconnue et d'une indépendance qui leur permet d'attester ce qu'ils ont vu, quand ils ont bien vu.

« Je suis persuadé, monsieur, que votre amour pour la science vous empêchera de repousser une proposition que vous avez, le premier, faite, et à la suite de laquelle le débat sera peut-être terminé.

« J'attends de votre esprit de justice l'insertion prochaine de ma lettre dans le journal où vous écrivez.

« Recevez, etc.,

« FRAPART, D. M. P. »

Quel est le vertige des antagonistes du magnétisme? En voilà un qui regarde comme une grande faveur d'assister à une expérience. Arrivé au lieu de

la réunion, il paraît émerveillé de ce que lui a dit
M. Arago sur le phénomène dont l'illustre savant a
été témoin. Il sort après la séance, convaincu, du
moins à moitié, puisqu'il décrit la manière dont la
somnambule a lu et joué aux cartes, et affirme qu'*affublé de ce bandeau*, il ne pourrait distinguer un
homme d'un chapeau. Dans un deuxième article, il
déblatère contre les prestiges dont on peut être dupe;
dit que la commission a bien fait de prendre toutes
ses précautions; plus loin, il la blâme d'avoir voulu
imposer des conditions qui auraient pu empêcher le
phénomène de se produire; il se met dans la tête
de faire construire un appareil. Si, avec son instrument, l'expérience réussit, il se proclamera plus
habile que tous les académiciens ensemble. *De la
tribune d'où il parle, s'élèvera un retentissement qui ne sera pas indifférent pour le magnétisme.*

Si l'impatience de M. Donné, qui veut mettre de
l'importance à sa coopération, n'est pas vite satisfaite, il dira qu'il s'est donné trop de peine pour
pousser à bout le charlatanisme. Mais lorsqu'on accepte son défi, qu'on lui dit d'apporter son appareil,
accompagné de trois savants, pour en faire l'épreuve,
M. Donné s'esquive et ne dit mot.

Il a eu raison; quand le magnétisme aura pris rang
parmi les sciences, il en acceptera tous les phénomènes, comme il a adopté celui du somnambulisme
magnétique; il prendra alors son parti. Accepter la
proposition de M. Frapart, ce serait risquer de

perdre la bienveillance et la protection de quelques membres de l'Académie de Médecine.

D'ailleurs, M. Donné, *quoi qu'on en ait dit*, a dû sans doute mieux employer son temps, puisqu'il vient d'être revêtu du signe de l'honneur, sur lequel jetèrent tant d'éclat les Fourcroy, les Bertholet et les Vauquelin, et qu'illustrent, de nos jours, les Gay-Lussac, les Orfila et les Thénard.

Plus les faits magnétiques sont devenus nombreux, plus ceux qui les ont observés et en ont fait la démonstration, ont joui de quelque crédit, comme hommes de science et de bonne foi, plus vives aussi ont dû être les attaques de leurs adversaires. M. le professeur Bouillaud, sans égard pour ceux de ses collègues qui ont constaté des effets de magnétisation du plus haut intérêt, n'a jamais manqué une occasion de jeter du ridicule sur le magnétisme et ses partisans. Ces derniers, attendant du temps et de la bonté de leur cause leur justification, ont paru souvent trop timides contre des attaques passionnées, lorsque, pouvant marcher la tête haute et le front découvert, ils auraient eu facilement raison des sarcasmes sans fondement de leurs adversaires. On ne saurait donc trop louer la conduite de M. Frapart envers M. Donné et M. Bouillaud. Nous prenons encore l'opinion publique pour juge dans cette circonstance.

Le docteur Frapart à monsieur Bouillaud, professeur à la Faculté de Médecine, médecin de l'hôpital de la Charité, membre de l'Académie royale de Médecine, président de la Société Phrénologique de Paris.

« Paris, le 19 octobre 1838.

« MONSIEUR,

« Lorsqu'un homme, aussi haut placé que vous l'êtes parmi les savants, se prononce pour ou contre une question scientifique, il fait pencher, au moins *momentanément*, la balance en sa faveur ; c'est donc un devoir pour lui de ne se décider publiquement qu'après mûre délibération, car s'il met son vote du côté de l'erreur, il blesse la justice et la vérité.

« Ces réflexions me sont inspirées, monsieur, par la lecture d'un discours dans lequel vous vous mettez franchement au nombre des adversaires de l'homœopathie et du magnétisme, en disant :

« Qu'on fasse un Napoléon, un Foy, un Socrate,
« avec ces têtes, ces vases d'argile ! qu'on fasse un
« pareil miracle, et dès lors nous conviendrons que
« la phrénologie n'est qu'une chimère, qu'un vain
« mot, à l'instar de *ce magnétisme*, de cette *homœo-*
« *pathie*, entre lesquels on n'a pas *rougi* de la placer,
« comme si on eût voulu renouveler pour elle le
« supplice de la crucification. »

« Il est inutile de vous rappeler, monsieur, qu'un sarcasme, si magnifiquement habillé soit-il, n'est pas une raison ; seulement, je me suis dit, en voyant le vôtre passer : *Hier, persécutés ! aujourd'hui, persécuteurs !*

« Partisan du magnétisme, je relève votre attaque; elle me donne le droit et m'impose le devoir de répondre, afin de neutraliser l'effet de vos paroles, de défendre ce que je regarde comme vrai, et enfin, de le propager, bien convaincu d'ailleurs que vous auriez le noble courage de vous rétracter, si l'on parvenait à vous prouver, *par des faits,* que vous vous trompez...

« A en juger par le superbe mépris que vous affichez pour ce pauvre magnétisme, votre conviction, qu'il n'est qu'un leurre, paraît inébranlable. Je crois toutefois avoir la puissance de vaincre cette prévention par le double motif que j'ai à vous montrer des faits évidents, et que votre moralité m'est un sûr garant que vous consentirez à les regarder de près et avec impartialité.

« Les phénomènes magnétiques, considérés par rapport à leur degré de certitude, sont de deux sortes : les uns douteux, les autres incontestables; les uns qui ébranlent, les autres qui renversent; les uns auxquels on ne peut accorder une foi entière que si l'on a confiance dans le magnétisme et dans le magnétisé, les autres qui surprennent et persuadent les hommes les plus incrédules et les plus clairvoyants. Les faits de lucidité médicale sont au nombre des premiers; ils ne prouvent rien qu'au malade guéri : les faits de lecture à travers un corps imperméable à la lumière, sont au nombre des seconds, ils forcent ceux qui les observent à s'écrier : *Mystère* !

« Puisque vous proclamez le magnétisme un mensonge, je vous propose, afin de vous démontrer qu'il n'est pas une erreur, mais bien une vérité, de livrer à votre observation judicieuse et sévère, mais impartiale, un fait de lucidité magnétique, c'est-à-dire une somnambule lisant à travers une couche de coton posée sur ses yeux, et un bandeau opaque qui s'étend d'une tempe à l'autre, et du milieu du front à l'ouverture des narines, ainsi qu'à la partie des joues qui leur est de niveau. Pour éviter toute espèce d'équivoque ou de supposition, *c'est vous* qui confectionnerez le bandeau que je viens de décrire; *c'est vous* qui l'appliquerez; *c'est vous* qui le collerez avec du taffetas d'Angleterre par son bord inférieur aux ailes du nez, à la lèvre supérieure et aux joues; *c'est vous* qui fournirez le livre; *c'est vous* qui l'ouvrirez, sans que moi ni personne ne regarde la page désignée; *c'est vous* qui le placerez devant la somnambule, non sur ses genoux, mais sur un pupitre ; *c'est vous* qui constaterez à chaque instant que le bandeau n'est pas dérangé, et que la somnambule n'y porte pas les mains; *c'est vous* qui, pour vous assurer que les tampons de coton n'ont pas varié de place, oterez le bandeau; *c'est vous* qui l'essayerez afin d'avoir la certitude complète que, dans l'état normal, il ne permet pas la vision; *c'est vous enfin* qui l'*examinerez*, pour ainsi dire, à l'œil et au microscope, *afin que vous puissiez*, en connaissance de cause et en toute sûreté de conscience, *affirmer* à l'Académie, dans votre chaire et partout, *qu'aucun interstice ne livre passage au plus mince rayon de lumière, et que, malgré cela, le phénomène de la vision s'accomplit !...*

« Telle est, monsieur, la proposition que j'ai l'honneur de vous faire en réponse à votre sortie contre le magnétisme.

« Je sais, par avance, monsieur, que vous accepterez ma proposition, parce que vous êtes un homme de conscience, parce que vous recherchez la vérité *quand même*, parce qu'enfin la noblesse et l'énergie de votre caractère ne me permettent pas de supposer que vous reculerez après avoir *provoqué vous-même* la lutte et la controverse.

« Recevez, etc.

« FRAPART, D. M. P. »

Je le donne en mille à tout lecteur, de deviner la réponse que fit M. Bouillaud à la proposition de M. Frapart, si explicitement formulée. Le savant professeur l'éluda par un lazzi. « Je crois, répondit-il, au phénomène dont vous me parlez, parce que vous me le dites ; *« je ne le croirais pas si je le voyais. »*

Les *Lettres sur le Magnétisme* que vient de publier M. le docteur Frapart, écrites en général avec un talent remarquable, paraissent avoir réduit au silence nos adversaires. Ils n'ont pas osé se présenter dans la lice où il les conviait. Il est vrai que la polémique de M. Frapart ressemble à un chant de guerre qui proclame son triomphe avant le combat (1).

Nos expériences sur la lucidité magnétique étant terminées, nous terminons aussi ce chapitre par la relation de l'une de nos dernières séances, insérée au *Charivari* du 3 septembre 1838, par M. Albéric Second, deux fois témoin du phénomène.

« Une de nos illustrations médicales (M. Bouillaud) résumait ainsi une grave et longue discussion sur le magnétisme. « Le jour où il me sera démontré qu'un chameau peut passer à travers le trou d'une aiguille, ce jour-là je croirai volontiers à l'existence des phénomènes dont vous ne cessez de me rebattre les oreilles. » A quoi l'interlocuteur répondit astucieusement : « Votre proposition n'a rien d'impossible en soi, car il s'agit tout simplement, ou de trouver un chameau assez petit, ou de fabriquer une aiguille assez grande. »

« L'illustration s'enveloppa dans un dédaigneux silence, et la discussion finit faute de discutants.

« J'avouerai franchement que les prodiges du somnambulisme m'avaient trouvé jusqu'à ce jour dans une disposition d'esprit assez conforme à celle de l'illustration ci-dessus mentionnée. Les passes et

_____

(1) *Lettres sur le Magnétisme et le Somnambulisme*, par Frapart, avec cette épigraphe : « La vérité ne pénètre en ce monde que par le combat, et la justice veut le combat au profit de la vérité. »

contre-passes, le fluide, la double vue, tout l'attirail
du magnétisme, en un mot, me semblait apparte-
nir, par un lien de parenté des plus intimes, à ce
monde fantastique créé par l'imagination vaporeuse
d'Hoffmann. Chaque fois que le récit de quelque
expérience nouvelle me tombait sous la main, le mot
charlatanisme se peignait malgré moi en gros caractères au fond de ma pensée, et j'étais pris d'un
violent désir de m'écrier : « *Connu ! connu !* » à l'instar du grand Napoléon.

« Or, voici qu'aujourd'hui le saint Thomas a abjuré
son scepticisme. Mais que le lecteur se rassure : ce
n'est point une savantissime discussion sur le magnétisme considéré dans ses rapports avec... avec...
et puis encore avec... que je leur prépare ici. Loin
de moi l'idée d'un crime pareil. Je veux tout simplement raconter ce que j'ai vu, de mes propres yeux
vu, ce qui s'appelle vu. A d'autres à en tirer des
conséquences.

« Samedi dernier, à trois heures et demie, douze
personnes environ, parmi lesquelles des médecins,
des gens de lettres, George Sand entre autres,
étaient réunies chez M. Pigeaire, rue de l'Université,
98. — *Le sujet* fut introduit. A la vue de *ce sujet*,
charmante petite fille de onze ans, toute idée de
charlatanisme devient impossible.

« Mademoiselle Pigeaire s'assit dans un fauteuil; sa
mère prit une chaise à côté d'elle, et commença à la
magnétiser. Au bout d'une demi-minute, la tête de
mademoiselle Pigeaire s'inclina, ses yeux se fermè-

rent, et elle prévint qu'elle était suffisamment endormie. Quelques instants après, elle releva la tête ; ses yeux étaient à demi-ouverts, mais son regard était morne et sans expression aucune.

« On procéda alors à l'apposition du bandeau. Deux médecins, MM. Gaubert et Frapart, lui appliquèrent d'abord sur les yeux une bande de toile. La cavité des paupières fut ensuite hermétiquement close avec des tampons de coton, et enfin le visage tout entier, depuis le sommet du front jusqu'à la bouche, fut enseveli sous un masque de velours, dont l'extrémité inférieure, garnie de taffetas gommé, fut collée sur les joues de mademoiselle Pigeaire, en ne laissant de libre que l'ouverture des narines.

« Le bandeau placé, chacun s'approcha, et put se convaincre qu'aucun jour, si petit fût-il, n'avait été ménagé. Il y avait *deux minutes*, tout au plus, que mademoiselle Pigeaire était ainsi masquée, lorsqu'elle demanda à lire. On commença par lui montrer trois cartes, choisies par les assistants, moi compris, et aussitôt la somnambule les indiqua dans l'ordre suivant : *As de trèfle, Huit de pique, Roi de carreau.* C'était en effet les trois cartes qui lui avaient été présentées.

« Après un quart-d'heure environ de repos, durant lequel mademoiselle Pigeaire ne fit pas le moindre mouvement exagéré, et ne porta pas une seule fois la main à son bandeau, elle demanda de nouveau à lire.

Un de nos confrères du *Courrier français* présenta un numéro de journal, qui fut placé devant mademoiselle Pigeaire, sur un petit pupitre. Un verre de vitre ayant été appliqué sur le journal, la somnambule mouilla aussitôt son doigt avec sa salive, et gratta très vivement le verre, comme fait à peu près un cheval qui piétine; puis elle lut : *Le* Temps, *journal; tablettes du* Temps.

« Une phrase écrite par l'un des assistants fut également lue avec la même facilité.

« On s'approcha, rien n'était changé dans la position du bandeau.

« Mademoiselle Pigeaire ayant déclaré qu'elle commençait à être fatiguée, on passa à la partie de cartes. La somnambule, qui avait George Sand pour adversaire, nomma, sans se tromper une seule fois et avec la plus grande promptitude, toutes les cartes qui furent jouées.

« On enleva alors son bandeau. Tout était resté en place : la bande de toile sur les yeux et le coton sur la toile. Quant au taffetas, il était tellement collé qu'il semblait adhérer avec les joues.

« La grande objection des anti-magnétistes, c'est que, grâce à deux ou trois fissures habilement combinées, quelques rayons lumineux se glissent jusqu'aux yeux de la somnambule. Une simple remarque suffit : C'est qu'en raisonnant dans cette hypothèse, il faudrait, pour que mademoiselle Pigeaire pût lire, que son livre fût placé sur son estomac, immédiatement au-dessous de son nez, tandis qu'au contraire, livres et cartes sont toujours placés *horizontalement* et à un pied de distance de son visage.

« Mademoiselle Pigeaire est plus long-temps à se réveiller qu'à s'endormir. Après quelques instants, pendant lesquels sa mère lui dit plusieurs fois : « Réveille-toi ! » elle déclara qu'elle était réveillée, et aussitôt sa physionomie changea, son œil reprit son animation habituelle, et elle recouvra toute la grâce enfantine de son âge. Interrogée si elle se rappelait quelque chose, et si elle souffrait de la tête, elle répondit qu'elle n'était nullement fatiguée et qu'elle n'avait aucun souvenir de ce qui venait de se passer.

« Pour moi, je le déclare, j'ai poussé le désir d'être éclairé sur la question jusqu'à me faire appliquer le bandeau de mademoiselle Pigeaire, et je dois avouer que dans cette position de quinze-vingts, je n'aurais pas distingué l'obélisque de Luxor, de l'arc de triomphe de l'Étoile. »

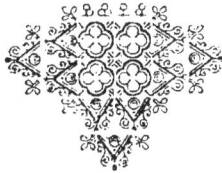

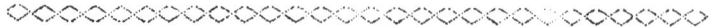

CHAPITRE VI.

NOUVELLES PREUVES DE LA LUCIDITÉ MAGNÉTIQUE.

> « L'esprit humain se dégrade lorsqu'il veut
> substituer les informes résultats de ses petites
> combinaisons, à l'ordre réel des choses. »
>
> (ALIBERT.)

Vision sans le secours des yeux, démontrée par les observations de MM. Rostan, Ferrus, Broussais, Foissac, Bourdois
de La Motte, Husson, Marc, Tillaie, Hamard, Despine, Defer, Gaubert, etc. — Lettre de madame de La Motte sur une
somnambule lucide. — Question sur le Magnétisme mise
au concours par l'Académie de Mons. — Réfutation de la
théorie ordinaire de la vision. — Analogie du somnambulisme et autres phénomènes magnétiques, et du somnambulisme naturel et certaines affections nerveuses. — Influence d'un individu sain ou malade sur un autre individu.
— La plupart des maladies nerveuses se communiquent
d'un individu à un autre.

Les amis du magnétisme et de la vérité nous sauront, sans doute, quelque gré de notre constance
à soutenir une lutte avec des adversaires tels que

ceux que nous avions à combattre. Nos efforts n'auront pas été tout à fait infructueux. La cause du magnétisme a grandi dans l'opinion publique, elle ne saurait rétrograder. Peu soucieux des bourdonnements de ceux qui chercheraient encore à dénigrer nos intentions, nous nous livrerons avec calme et dans un but utile à de nouvelles observations magnétiques. C'est un champ vaste, immense à parcourir, où nous plaçons quelques jalons ; d'autres que nous reculerons les bornes où nous nous serons arrêtés. Nous amassons des matériaux ; une main plus habile les édifiera. Nous mettons à profit les observations de ceux de nos confrères qui soutiennent notre zèle et augmentent nos forces. Les faits qu'ils nous ont transmis corroborent notre œuvre et en deviennent la sanction.

Un gros volume ne suffirait pas pour contenir la relation de tous les faits de vision sans le secours des yeux, observés dans les temps anciens et de nos jours, chez les somnambules naturels, les cataleptiques, les extatiques et les magnétisés. Nous rapporterons seulement les plus récents, sur lesquels les sceptiques et les incrédules peuvent se procurer des renseignements.

M. le professeur Rostan et M. Ferrus, médecin de Bicêtre, placent une montre à trois ou quatre pouces de l'occiput d'une somnambule et à son insu.— « Je vois quelque chose qui brille...c'est une montre...je vois l'heure... je vois les minutes; *il est huit heures moins dix minutes.* » C'était exact. — On répète l'expérience ; on tourne plusieurs fois les aiguilles de la montre, sans la regarder ; on la présente de nouveau à l'occiput de la somnambule qui, à chaque fois, en indique exactement la position.

M. Georget, dans sa *Physiologie du Système nerveux*, dit avoir fait plusieurs fois de semblables observations. Plusieurs de ses expériences ont été faites chez M. Rostan.

M. le docteur Fillassier rapporte le fait suivant : « Je pris ma montre avec la plus grande précaution, je l'applique, cachée dans la paume d'une main, sur le front de la somnambule ; de l'autre main je lui tenais les yeux fermés. — Qu'ai-je dans la main ? — Une montre. — Voyez-y l'heure ? — Je ne puis. — Voyez-là ? — La grande aiguille est sur 6 heures et la petite après le 7. *Il était 7 heures et demie.* Cette expérience fut répétée avec le même résultat après avoir déplacé les aiguilles. »

Une expérience semblable fut faite par M. Broussais, chez le docteur Foissac. Après avoir vu lire Paul Villagrand, dont les paupières étaient bien closes, M. Broussais écrivit, dans un coin, un petit billet ; il appliqua ensuite ses doigts sur les paupières du somnambule, et donna le billet à M. Frapart, et lui dit de le présenter à Paul Villagrand : celui-ci *lut sans hésitation* les trois lignes écrites. Le professeur Broussais voulut conserver ce billet *comme un monument de la victoire remportée sur son incrédulité.*

Neuf membres de l'Académie royale de Médecine,

MM. Bourdois de la Motte, Fouquier, Guéneau de Mussy, Guersent, Husson, Itard, Leroux, Marc, Thillaye, composant la commission de 1826, constatèrent de pareils phénomènes. « Nous avons, disent-ils dans le rapport de 1831, vu deux somnambules distinguer, les yeux fermés, les objets que l'on a placés devant eux ; *ils ont désigné*, sans les toucher, la couleur et la valeur des cartes ; *ils ont lu* des mots tracés à la main, ou quelques lignes de livres que l'on a ouverts au hasard ; le phénomène a eu lieu, alors même qu'avec *les doigts on fermait* l'ouverture des paupières. »

Nous avons cité un fait analogue, observé par M. Jules Cloquet.

M. le docteur Hamard, dans sa Thèse sur le magnétisme, dit : « Je tins à la dérobée ma montre près de l'occiput de Juliette, étant en somnambulisme, et lui demande : Qu'est-ce que je vous présente ? — Quelque chose de rond et de plat, blanc d'un côté.... c'est une montre. — Quelle heure est-il ? — *Huit heures sept minutes.* Cette expérience eut lieu en présence de MM. Julien, avocat, Briard, Delcroix, Jouane et Berna, médecins. »

Le 3 mars 1836, à Rochefort, M. le docteur Godineau a magnétisé M. Albert, sous-officier au 14ᵉ léger. Le somnambulisme est survenu ; plusieurs phénomènes magnétiques se sont manifestés, entr'autres le suivant : on a placé successivement sur l'épigastre du magnétisé, deux montres marquant des heures différentes ; le somnambule a parfaitement *déclaré l'heure* que marquait chacune des deux montres. Ce fait a été attesté par MM. Bouffard, Giral, M. Viahd, Derussat, Braud, Brillon, Achermann, Guillardon, Fouquet, Thibault, membres du Cercle de Rochefort, signés au procès-verbal.

Vers la fin de l'année 1836, M. Jobard, de Bruxelles, étant à Verviers, chez MM. Houget et Teston, ingénieurs, magnétisa le fils de M. Houget, âgé de 15 ans, en présence de ses parents et de son précepteur. Le jeune homme tomba en somnambulisme et manifesta de suite la lucidité la plus étonnante. Il lisait, les yeux bandés, avec la plus grande rapidité. M. Teston, très-incrédule alors, appliqua même ses doigts sur la serviette pliée en huit doubles, qui recouvrait les yeux du somnambule ; on mit en outre un diaphragme entre sa tête et les objets qu'on lui présentait. Il désigna constamment ces objets : « Un bas de laine avec les aiguilles ; — un livre Allemand (dont il lut deux phrases) ; — mon Berquin. » M. Teston sortit sa montre, la plaça à l'occiput du jeune homme : — Quelle heure est-il ? — *Huit heures huit minutes.* C'était exact. Je tiens ces détails de M. Jobard et de M. Teston lui-même. Ils ont été au reste insérés dans le *Courrier Belge* du 8 juin 1838.

M. le docteur Florent Cunier écrit des eaux de Vichy, au mois de septembre 1837, à l'un de ses amis, une lettre renfermant un grand nombre de faits magnétiques. Il rapporte que M. Carles, médecin à Carcassonne, magnétisait un enfant atteint de chorée; il devint somnambule. Un jour ce médecin, après lui avoir fermé les yeux, lui présenta à l'épigastre le tome III du *Journal de Médecine et de Chirurgie pratiques;* l'enfant lut : « *M. Breschet, chirurgien à l'Hôtel-Dieu, avait fait prendre à un malade,* etc. »

M. Despine père, inspecteur des bains d'Aix en Savoie, écrivit à l'Académie de Médecine, au mois d'avril 1338, et cita trois exemples de transposition des sens, dont deux ont été insérés dans les bulletins de l'Académie, tom. II, page 14.

1º Le fait de mademoiselle Pigeaire, qu'il tient de M. Broussonnet fils, agrégé à la Faculté de Montpellier.

« 2º Celui de Sophie Laroche, qui *voit* et *lit*, *sent*, *goûte* et *touche* par les pieds et les mains. »

M. le docteur Despine cite, en témoignage de ce fait, MM. les docteurs Mercier, Rome, Aymard (Sylvain), Reymond (Asphéc) et M. Pagès, ancien sous-préfet de la Tour-du-Pin, et mille autres.

M. le docteur Aymard (Sylvain) de Grenoble, dans son opuscule intitulé : LE LOUP ET L'AGNEAU, OU L'ACADÉMIE DE MÉDECINE ET MADEMOISELLE PIGEAIRE, rapporte le dernier fait cité par M. Despine, et celui d'une autre somnambule qu'il a guérie, par le magnétisme seul, d'une maladie désespérée. « Cette somnambule ne voit que *confusément* les objets qu'on lui présente au creux de l'estomac, siége accidentel de la vision, tandis qu'elle entend parfaitement par le bout des doigts, et voit très-*clairement,* sans qu'on sache comment, les corps qui sont éloignés d'elle. « Il est inutile, ajoute M. Aymard, d'insister sur des

14

faits qui se popularisent tellement en France, que bientôt les incrédules ne se trouveront plus que dans le sein de l'Académie de Médecine. »

M. Defer, docteur en médecine, à Metz, a publié, l'année dernière, l'histoire d'une somnambule magnétique, qui était insensible aux décharges électriques les plus fortes ; la paralysie de l'ouïe était complète. « Elle restait immobile aux coups de fusil tirés près de son oreille. Quoique ses yeux fussent recouverts d'une feuille de coton, et, par-dessus, dun bandeau plié en plusieurs doubles, elle jouait aux cartes et aux dominos avec une admirable précision. On remarqua que lorsqu'elle était obligée de chercher dans les dominos restants, ce qu'on appelle vulgairement *piocher*, elle prenait toujours le domino qu'il lui fallait, et le plaçait comme il devait être, sans le retourner. »

Vingt personnes, qui avaient procédé elles-mêmes aux expériences, parmi lesquelles on compte des professeurs, un général, des chefs d'escadron d'artillerie, des capitaines de génie, des médecins, des notaires, ont constaté ces faits, et signé un mémoire déposé aux archives de l'Académie royale de Metz.

« J'ai fait, m'a dit M. Jobard, insérer dans les journaux la proposition suivante : Que l'Académie de Médecine de Paris envoie à l'Académie de Bruxelles un tube de porcelaine ou de métal fait d'une seule pièce, et dans lequel on aura mis un objet quelconque d'une forme déterminée, et dont le nom soit connu. Cet étui sera en outre recouvert de cachets, il me sera remis, et je le rendrai intact après avoir désigné ce qu'il renferme. »

M. Ricard, de Bordeaux, fit directement la même proposition à l'Académie de Médecine. Il avait pensé, avec juste raison, que le seul fait à vérifier, *était l'existence de la vue sans le secours des yeux*, c'est-à-dire, la vision manifestée, soit par l'occiput, ou tout autre point différent du sens anatomique de la vue, ou la désignation d'un objet renfermé dans une boîte. M. Ricard n'a pas été admis au concours; MM. les membres de la commission du magnétisme ayant assigné *la lecture sans le secours des yeux et du toucher*.

Cette épreuve devient cent fois plus difficile que la première. Pour lire, il faut distinguer les caractères, les assembler, former les mots et en traduire le sens. L'accomplissement de ce fait se compose et du travail de la vision et d'une opération intellectuelle. La gêne où la somnambule sera mise, la moindre question déplacée, le plus petit soupçon d'un assistant sur sa bonne foi ou sur celle de la personne qui magnétise, la tension d'esprit de cette dernière dans une épreuve faite avec solennité, peuvent facilement les troubler l'un et l'autre, et empêcher la lucidité de se manifester.

M. Chardel, conseiller à la cour de cassation, et ancien député de la Seine, rapporte le fait suivant : « La femme de chambre de l'épouse d'un conseiller à la Cour Royale, étant en somnambulisme magné-

tique, et éprouvant du malaise, demanda du vin
vieux. Le conseiller prit un flambeau et sortit pour
en aller chercher. Il descendit le premier étage
sans accident; mais la cave étant située assez
profondément au-dessous du sol, les marches
étaient humides, il glissa à moitié de l'escalier, et
tomba en arrière sans se blesser, et même sans
éteindre la lumière qu'il tenait à la main. Cela ne
l'empêcha pas ensuite de continuer sa route, et de
remonter avec le vin demandé. Il trouva sa femme
instruite de sa chute et de tous les détails de son
voyage souterrain; la somnambule *les lui avait racontés* à mesure qu'ils étaient arrivés.

« Je pourrais, ajoute M. Chardel, citer plusieurs
autres faits semblables qui me sont personnels, et
rapporter des exemples de vue semblables, et même
à des distances plus éloignées (1). »

M. le docteur Paul Gaubert a fait insérer dans le
Moniteur Parisien du 27 juillet 1839, deux cas de vision de la même nature que les précédents. Le premier
a été observé chez un enfant de quatorze ans, qui
dans ses accès de somnambulisme voyait par la main.
« Les papiers sur lesquels nous avons écrit les questions les plus imprévues ont été lus par le somnambule, à la lumière, dans les ténèbres, avec ou sans
bandeau sur les yeux. M. Encontre, docteur en
médecine et professeur à la Faculté théologique de
Montauban, MM. les docteurs Roux et Reynaud ont

(1) *Essai de Physiologie psychologique.* Paris 1838.

été témoins de ce phénomène ainsi que les habitants les plus notables de la ville. »

Le second fait a été observé par MM. les docteurs Gaubert de Cloye, Ropton de Courtalain, Salis de Vendôme, chez M. Mercier, à Aron. Sa domestique, qui est le sujet observé, est douée de la seconde vue. Elle désigne ces trois messieurs, arrivés inopinément chez M. Mercier, avant qu'ils entrent dans la pièce où elle se trouve. « Je cache, dit M. Gaubert, dans ma main, un petit flacon recouvert d'un papier, et je lui demande ce que ce peut être. — *C'est une bouteille.* — Quelle espèce d'eau contient-elle? — *Ce n'est pas de l'eau, c'est une poudre blanche.* — A quoi sert cette poudre? — *C'est de la poudre aux vers* (c'était du calomel anglais).

« Je remets ce flacon dans ma poche; j'en prends un autre, et je lui fais les mêmes questions; elle me répond que c'est encore une petite bouteille qui contient une poudre blanche; elle ne peut en dire le nom. — Est-ce de la farine, lui demanda sa maîtresse? — *Quelle bouillie vous feriez avec cette farine,* reprend-elle vivement avec un sentiment d'horreur! — C'était de l'émétique.

« La somnambule d'Aron a répondu avec la même justesse, dans plusieurs séances, à une foule de questions. »

Le 1er juillet 1839, à Mons, et à la sortie d'une séance magnétique, madame Mahauden, âgée de dix-neuf ans, tombe en somnambulisme. Elle devine tous les objets cachés qu'on lui applique au front et sur la main. Elle lit les mots *Idjiez* et *Thélésie* écrits au milieu de deux feuilles de papier : elle éprouve de la répugnance pour les pièces d'or qu'on tient dans la main fermée et qu'on approche d'elle ; cette répugnance est moins forte pour le cuivre ; l'argent seul ne lui fait éprouver aucune antipathie.

On lui remit dans la main une boîte ; elle ne tarda pas à dire *qu'il y a dedans* une bague d'émail avec un chien. On lui représente la même boîte, elle dit qu'elle renferme une petite bague appartenant à sa sœur. « Ses doigts semblaient voir et étaient toujours en mouvement ; de temps en temps elle les irritait avec l'ongle de son pouce ; on lui demanda pourquoi elle faisait cela. Elle répondit que ses doigts s'usaient (1). »

Elle lut un mot, dit les chiffres qu'on traçait loin d'elle, indiqua deux portraits en miniature enfermés dans une boîte, désigna tous les mouvements que faisait une personne hors de son aspect, etc, etc.

Madame de Félix de la Mothe, qui s'est acquis un nom distingué dans la littérature mère de madame Mahauden, dont la lucidité est si étonnante, dressa un procès-verbal des faits observés chez la somnambule. Il a pour titre : VUE SANS LE SECOURS DES YEUX NI DU TOUCHER. — VUE D'UN ÉTAGE A L'AUTRE AU TRAVERS DES MURS. — VUE ET LECTURE PAR LES DOIGTS. — CONNAISSANCE DES PENSÉES. — AUTOMA-

---

(1) Mademoiselle Pigeaire, pendant la lecture, les humectait de salive et les mordait souvent à la pulpe.

TISME OU RAPPORTS PHYSIOLOGIQUES DES MAGNÉTISEURS
AUX MAGNÉTISÉS.

Membre de l'Académie du Hainault, madame de
la Mothe fit la lecture de son procès-verbal en séance
académique. Après avoir écouté silencieusement les
phénomènes racontés par la lectrice, les membres
présents restèrent stupéfaits; mais, à la sortie de la
séance, les têtes les plus fortes demandèrent à leurs
voisins s'ils croyaient quelque chose des faits cités
par madame de la Mothe? « Nous n'en croyons rien
du tout, disaient les esprits forts; ce sont des contes
faits à plaisir, etc. »

Cette dame, apprenant les suppositions injurieuses
que quelques académiciens avaient osé faire de sa
bonne foi, fit parvenir à M. le secrétaire de l'Académie de Mons, la lettre suivante :

A Messieurs les Membres de la Société des Sciences, des
Arts et des Lettres du Hainault.

Mons, le 6 juillet 1839.

« Messieurs,

« Quand j'ai eu l'honneur de fixer votre attention
sur un rapport véridique et consciencieux, relatant
des phénomènes DONT J'AI ÉTÉ TÉMOIN, ainsi que les
signataires, j'ai dû croire à l'assurance que vous
m'avez donnée de votre FOI *en* MA PAROLE.

« Quoique jusqu'ici vous ayez fait sonner bien haut
la discrétion qui doit entourer le mystère de vos

séances, je sais qu'à peine sortis, vous avez récusé la bonne foi de votre collègue! Ici, messieurs, je suis plus que femme, c'est comme membre d'une société dont j'étais fière de faire partie, que je vous ai confié des détails *que je signerais de mon sang*.

« Vous devez assez connaître mes antécédents et ma vie paisible à Mons, pour être convaincus que je suis incapable d'employer la fraude, et que mon nom, respectable entre les familles anciennes, et qui s'est acquis, par les lettres, une publicité que je devais doublement respecter, n'était pas fait pour figurer au bas d'une déclaration FAUSSE.

« Le courage qu'il m'a fallu pour consigner, dans ce mémoire, *le nom de mes enfants*, devait être encore un garant de ma probité.

« Du jour où je suis traitée de visionnaire, sinon de menteuse, je dois me séparer d'une académie qui a méconnu mes intentions.

« Toute science, à son aurore, a été niée et persécutée.

« Richelieu fit mourir en prison l'inventeur de la vapeur.

« Les rois et les prêtres persécutèrent l'homme de génie qui faisait tourner le globe et fixait le soleil. La vaccine valut la prison à Jenner, son inventeur. Après de pareils martyrs, on peut se consoler de n'avoir à redouter, dans notre siècle, que le sarcasme de quelques incrédules.

« Le magnétisme aura bientôt son jour ; car toute vérité finit par triompher.

« Je ne puis, messieurs, forcer vos consciences ;
mais je puis et je dois vous offrir ma démission.

« J'ai l'honneur de vous saluer,

« CORALIE DE FÉLIX DE LA MOTHE. »

Nous félicitons bien sincèrement cette dame d'a-
voir eu le courage de son opinion ; courage peu commun de nos jours. Si telle eût été la conduite de tous
ceux qui se sont occupés du magnétisme, nos adversaires eussent été moins nombreux, plus réservés
et plus polis dans leur langage ; car il faut bien
l'avouer : les hommes de progrès, timides, donnent
du cœur aux stationnaires et aux rétrogrades, et
enhardissent la mauvaise foi.

Heureusement, les membres de l'Académie de
Mons, qui ont osé élever des doutes sur la bonne foi
de madame de la Mothe, ont été peu nombreux.
Cette Académie n'a pas considéré l'examen du magnétisme comme les questions de la quadrature du
cercle et du mouvement perpétuel ; elle a mis au
concours la question suivante :

« *Le magnétisme animal peut-il être admis dans
la thérapeutique? — La transposition des sens
peut-elle avoir lieu? — Pourrait-on la prouver par
des faits d'une autorité irrécusable.* »

Nous espérons que l'Académie de Mons ne con-
fiera pas à ceux de ses membres qui se seraient déclarés hostiles au magnétisme, la mission de juger
les documents relatifs à cette question.

Riche de faits, le magnétisme vital, mérite d'être scruté par les hommes d'une haute capacité. Plus les phénomènes qu'il nous offre paraissent extraordinaires, plus nous le répétons, les hommes de science devraient être portés à les étudier. Nous n'avons pas craint de traduire au grand jour nos observations, et de les soumettre à l'investigation publique. Nous avons la ferme confiance que les médecins qui, jusqu'à présent, sont restés neutres dans la question dont il s'agit, sentiront peut-être qu'elle est digne de leur examen. Alors ils observeront sans prévention, et bientôt il nous viendront en aide, car, jusqu'à présent le magnétisme a compté autant d'adeptes que d'observateurs de bonne foi.

Au sein même de l'Académie royale de Médecine, il se fera une révolution à ce sujet. Aujourd'hui peut-être, il n'y aurait pas dix membres de ce corps savant qui voulussent déclarer et signer que le magnétisme n'existe pas. N'est-il pas en effet curieux de voir cinq à six académiciens accuser de supercherie ceux qui veulent leur communiquer des faits magnétiques certifiés par les hommes les plus honorables, lorsqu'un professeur célèbre de la Faculté de Montpellier, M. Lordat, le doyen et l'un des plus instruits physiologistes, fait aux élèves de cette Faculté des leçons sur le magnétisme; lorsque, dans cette même Faculté et dans celle de Paris, on accorde le diplôme de médecin aux candidats qui prennent le magnétisme pour sujet de leurs thèses? On me dira peut-être que les Facultés ne donnent ni approbation, ni improbation aux opinions émises dans les dissertations qui leur sont présentées. Oui, relativement aux diverses doctrines qui font parties intégrantes de la médecine. Mais si un candidat prenait pour sujet de sa thèse, l'art de construire un aérostat, ou une modification aux machines à vapeur, ou un perfectionnement à la lampe à la Carcel, ou à la montre à cylindre, recouvrirait-on sa tête du bonnet doctoral? Si le magnétisme est une imposture, celui-là ne serait pas médecin qui choisirait un pareil sujet pour son dernier acte probatoire.

La médecine est née de l'observation des faits. L'observation, pour être juste, pour être bonne, a besoin que celui qui s'y livre ait secoué le joug des préjugés, soit dégagé de tout système, de toute idée préconçue, de toute prévention ; car un jugement sain ne peut émaner d'un esprit prévenu. Le doute philosophique doit présider seul à cette étude. Lorsque les faits magnétiques, ainsi observés, seront bien constatés tels que la nature les présente, la science, plus tard, en déduira des conséquences certaines qui se traduiront en principes fondamentaux.

« Pour se livrer à l'étude des faits magnétiques, me disait un médecin de la capitale, il faut cependant les croire possibles. Ils renversent tellement les idées que nous nous sommes faites des fonctions nerveuses, que nous répugnons même à en entendre parler, et que, malgré nous, nous les traitons avec dédain. Ils sont contraires à notre raison. »

Notre raison ! Il serait difficile, dans une infinité de

cas, de donner une définition exacte de ce mot. Des-
cartes était un grand génie; sa raison le plongeait
dans ses tourbillons. Celle de Leibnitz le faisait vivre
au milieu de ses monades. La raison du médecin sec-
tateur de Rasori, lui fait, dans une maladie donnée,
administrer à poignées une substance médicamen-
teuse. La raison du disciple d'Hahnemann lui com-
mande l'emploi du même médicament à des doses
infinitésimales. La raison du médecin qui se pare, je
ne sais pourquoi, du titre de physiologiste, puisque
tous, nous revendiquons ce titre, lui ordonne (toujours
pour la même affection) des émissions sanguines
plus ou moins abondantes. La raison du médecin qui
croit voir, dans les symptômes de cette maladie, une
tendance à ce que les anciens appelaient putridité,
malignité, lui fait prescrire l'emploi du quinkina. Au
milieu de ces raisons si divergentes, quelle sera la
meilleure? Lorsque deux raisons médicales se trouvent
ensemble auprès du lit d'un malade, l'une ordonne
le séné et l'autre la rhubarbe; elles se mettent d'accord
en se disant l'une à l'autre : « *Passe-moi la rhubarbe,
je te passerai le séné.* »

Notre manière de voir se modifie constamment
par l'observation de faits nouveaux. Ecoutons M. le
professeur Rostan : « Pendant plus de dix ans, je
« parlai et j'écrivis contre le magnétisme; je le taxai
« d'imposture et de jonglerie; je traitai les magné-
« tiseurs de dupes ou de fripons; exemple déplorable
« d'une aveugle prévention qui, nous faisant négli-
« ger le seul moyen positif d'instruction, *l'applica-*

« *tion de nos sens*, nous plonge ainsi dans une erreur
« longue et souvent indestructible ! »

On conteste la réalité des faits magnétiques parce
qu'ils s'éloignent, dit-on, de la règle commune, et
qu'ils ne ressemblent à rien de ce qui se passe dans
l'état normal. Il faut bien qu'il en soit ainsi, puisque
l'état magnétique est un état insolite. Mais si la plupart des phénomènes qu'il nous offre s'observent
dans le somnambulisme naturel et dans certaines
affections nerveuses, d'où vient notre entêtement à
nier l'existence des premiers ? D'où vient la disposition
de notre esprit à demander l'explication des phénomènes magnétiques avant de vouloir les observer. On
veut établir une hypothèse plus ou moins plausible
sur des faits insolites avant l'examen de ces mêmes
faits. Cette manière de procéder est la plus vicieuse,
et cependant on est forcé de la mettre en pratique
presque envers tous ceux qui demandent des ren-
seignemens sur le magnétisme ou qui ont l'air de
vouloir s'en occuper. Dissertons donc ; voici notre
hypothèse :

Nous avons considéré le cerveau fonctionnant à la
manière d'une machine électrique (je parle en physiologiste). Puissante et animée, cette machine, mise
en mouvement, envoie, par notre volonté ou à notre
insu, des effluves nerveuses qui donnent de l'action
et de la vie à tous nos organes, régissent nos mouvements musculaires, entretiennent l'activité de nos
sens et développent notre intelligence. Mais, ainsi que
je l'ai déjà dit, cette électricité animale ne dépassera-

telle pas la limite de nos ongles? Plusieurs affections essentiellement nerveuses qui ont la funeste faculté de se communiquer d'un individu à un autre, résolvent cette question. Cette cause devient peut-être très active dans la propagation de certaines épidémies. Il ne serait pas irrationnel de penser que certains faits magnétiques nous éclaireront peut-être un jour sur ce point si obscur de la science médicale.

Cette hypothèse, qui nous est venue à l'esprit dès la première fois que nous avons observé des effets magnétiques, n'est pas de nous, elle appartient tout entière au professeur Rostan, dont l'article sur le magnétisme animal ne saurait être assez médité.

La supposition admise, qu'arrivera-t-il lorsqu'un homme, dont l'organisme nerveux sera puissant, dirigera sa volonté magnétique sur un individu endormi, ou ignorant le nom de magnétisme, ou même incredule? Celui-ci, calme et dans un état passif, recevra l'influence de l'émanation nerveuse de l'autre ; petit à petit, dans un temps plus ou moins long, quelquefois instantanément, il en ressentira les effets. Les phénomènes qui surviendront ne seront pas absolument identiques chez tous les individus soumis à cette influence ; ce qui s'explique par l'impressionnabilité diverse de chaque sujet magnétisé. Ainsi, l'un n'en paraîtra pas affecté ou ne le sera que d'une manière peu sensible, un autre éprouvera des pandiculations, des soubresauts dans les membres, des bâillements. La circulation sera activée chez plusieurs, ralentie chez d'autres. Un sujet sera atteint de spasmes nerveux plus ou moins violents; chez le plus grand nombre il y aura difficulté de relever la paupière supérieure. Quelques-uns seront dans un état de somnolence où ils se complairont; un petit nombre présentera tous les phénomènes du somnambulisme naturel dont l'extase pourra être le dernier résultat.

Dans tous les cas, il se sera établi, par la magnétisation, un rapport intime entre le système nerveux du magnétiseur et celui du magnétisé. Lorsque le sujet passif sera saturé, pour ainsi dire, du fluide nerveux du premier, qu'arrivera-t-il? Que les deux systèmes nerveux seront réunis et ne feront pour ainsi dire qu'un. Il résultera de cet état, que la volonté de l'être actif commandera aux organes de l'autre; celui-ci obéira même à la volonté mentale du premier; le sujet passif sera sous la dépendance du magnétiseur, ne parlera, n'agira que d'après l'impulsion qui lui sera communiquée.

Le somnambulisme étant bien développé, les organes des sens du somnambule se trouveront être dans un état d'inertie complète, ses paupières seront closes, ses yeux convulsés, et ses membres dans l'affaissement (1). En vain vous mettrez de l'ammoniaque sous son nez, en vain vous tirerez un coup de pistolet à son oreille, il ne sentira rien, il n'entendra rien; cependant il répondra à son magnétiseur qui lui parlera à voix basse; il connaîtra même sa pen-

(1) . . . . . Languescunt omnia membra,
Brachia palpebræque cadunt, poplitesque procumbunt.
                              (LUCRÈCE).

sée; il répondra aussi aux questions de tous ceux avec qui il aura été mis en rapport.

Voit-il par ses yeux fermés ou recouverts d'un bandeau opaque? voit-il par ses yeux, lorsqu'il désigne un objet placé derrière sa tête ou enfermé dans une boîte, ou situé dans une pièce voisine, ou se trouvant même à une distance très-grande? Je n'en sais rien. Entend-il par ses oreilles? Pourquoi est-il sourd pour ceux qui l'entourent, excepté pour celui avec qui il est en rapport? Pourquoi le somnambule, affecté de surdité dans son état normal, acquiert-il une ouïe si fine dans le somnambulisme?

On est convenu de dire que, dans l'obscurité la plus profonde, c'est par la vue ordinaire que les somnambules naturels écrivent très-bien, très-nettement, en conservant entre les lignes le parallélisme le plus parfait. Il en est même qui ont continué d'écrire, quoiqu'on eût interposé un écran opaque entre leur figure et le papier. Presque tous se livrent à des actes qu'ils ne pourraient pas accomplir en plein jour dans leur état normal. Certains somnambules ont les yeux fermés, d'autres les tiennent ouverts; mais ces organes alors sont fixes, et leurs axes sont dans une direction parallèle, comme chez les individus affectés de cataracte ou de goutte sereine. Cette disposition ne s'oppose-t-elle pas à l'accomplissement de la vision?

Lorsque l'accès du somnambulisme est passé, pourquoi le sujet qui en est atteint ne voit-il plus dans l'obscurité? Ses yeux cependant sont restés les mêmes. Il y a donc une cause qui fait que les somnambules se trouvent être en rapport avec les propriétés des corps qui les entourent ; mais cette cause nous est inconnue.

Un homme, chargé de surveiller un somnambule, m'a raconté que celui-ci trouvait toujours, et sans tâtonner, la clé de leur chambre, que le premier avait le soin de cacher ou sous un meuble, ou dans un tiroir, ou dans le tuyau de la cheminée ; quelquefois il la mettait sous son traversin. Le somnambule alors venait pour s'emparer de la clé, et prenait toutes les précautions pour ne pas éveiller son gardien. Comme celui-ci était sur ses gardes, le somnambule retournait à son lit, ou bien il se mettait à écrire sans lumière. Le lendemain, il était fort étonné de voir une lettre écrite de sa propre main, et adressée à l'un de ses correspondants.

On lit, dans l'*Encyclopédie méthodique*, l'observation suivante, fournie par un archevêque : « Un ecclésiastique se levait la nuit pour écrire ses sermons. Quand il avait composé une page, il la corrigeait sans le secours des yeux. Dans ces mots : ce *divin* enfant, il substitua *adorable* à *divin*. S'apercevant ensuite de l'hiatus, il ajouta un *t* après *ce*. »

On a aussi attribué la faculté de notre somnambule à l'habitude d'avoir un bandeau sur les yeux, qui pouvait laisser pénétrer un peu de clarté suffisante pour elle, et non pour d'autres. L'habitude d'être à l'obscurité développe assez d'énergie dans les organes oculaires ; témoin ce prisonnier anglais

15

qui voyait très-bien dans un cachot très-obscur pour tout autre que pour lui. Mais y aurait-il vu ayant sur les yeux un bandeau complètement opaque? Aurait-il, comme notre somnambule, désigné un objet mis à son insu dans une boîte? Aurait-il annoncé les personnes hors de son aspect?

Lorsqu'il fut rendu à la lumière du jour, ses yeux purent-ils en supporter l'éclat? Pourquoi le somnambule naturel ou magnétique n'éprouve-t-il pas la moindre douleur, l'un après son accès, l'autre après l'épreuve du bandeau, lorsque leurs yeux sont exposés à la lumière? Pourquoi tous les deux sont aussi et même plus clairvoyants dès les premiers jours qu'ils sont en somnambulisme? Le phénomène qu'ils nous présentent ne peut donc pas être l'effet de l'habitude.

On a comparé, sans réflexion, leur clairvoyance avec la faculté qu'a le chat de voir dans l'obscurité. Cette comparaison n'est pas plus juste. Pendant le jour, la pupille du chat forme un linéament noir qui partage l'iris en deux parties égales, l'une à droite et l'autre à gauche. Dans l'obscurité, la pupille de cet animal est grandement dilatée; son ouverture égale le champ de la cornée lucide; ses yeux sont phosphorescents.

Les yeux de la somnambule sont dans une disposition toute contraire; ils sont fermés, matelassés de coton et recouverts d'un bandeau opaque. Y a-t-il la moindre analogie entre deux états entièrement opposés?

Si l'on recouvrait d'un capuchon la tête du chat, les souris ne courraient aucun danger (1).

Une objection tout aussi spécieuse, quoique formant la base de la théorie de la vision telle que la conçoivent la plus grande majorité des physiciens et des physiologistes, est celle de la formation de l'image de l'objet que l'on regarde. Est-elle bien vraie, la formation de cette image? Si l'on prend un œil de bœuf ou de veau, et qu'on amincisse la partie postérieure de la sclérotique, on aperçoit au fond de l'œil l'image de l'objet placé dans un point déterminé. Mais, si l'on rapproche ou si l'on éloigne cet objet, l'image ne peut plus se former. Cependant, nous y voyons de loin comme de près, et pour que l'image se formât dans ces deux positions, il faudrait que l'œil changeât de forme, ou le cristallin de place, afin que le point focal de l'œil devînt propre à la formation de l'image. Eh bien! l'œil ne se déforme nullement, et le cristallin ne se déplace pas. Lors même que ces deux circonstances arrive-

(1) La lumière et une bonne vue sont indispensables pour se livrer à des exercices qui exigent des mouvements rapides et variés, et une grande justesse dans le coup d'œil. Les jeunes gens qui ont la vue faible ne peuvent jouer ni à la paume, ni au ballon. L'homme dont les yeux sont affaiblis est très-peu ingambe. Les oiseaux de proie qui se précipitent sur les animaux dont ils se nourrissent ont les organes de la vision très-développés. Si, pour attraper les souris de nuit et dans une cave, les chats ont besoin d'agilité, on serait porté à croire qu'ils y voient, non-seulement avec leurs yeux, mais encore à la manière des somnambules. La nature ne les a pas doués en vain d'un grand pouvoir électrique.

raient, ce qui n'a pas lieu, la formation de l'image des objets devient impossible, lorsque la vue embrasse un grand espace. Si du haut de Montmartre, par exemple, vous jetez les yeux sur Paris, et les tenant immobiles, vous apercevez en même temps le Panthéon, l'église de la Madeleine, et les autres édifices et les maisons situés entre ces deux monuments, avec leurs formes, leurs couleurs et les divers accidents qu'ils nous présentent, je demande s'il est possible que ce vaste panorama puisse se réduire, au fond de l'œil, en une miniature grande comme la tête d'une épingle?

L'œil est fait pour voir, et l'oreille pour entendre; mais si notre science en est encore au point de nous laisser ignorer comment s'opère réellement la fonction de la vue dans notre état normal, pouvons-nous apprécier la faculté insolite d'un somnambule qui lui permet de reconnaître les formes et les couleurs d'un corps? Comment expliquer la cause qui le met en rapport avec un objet placé à l'occiput ou à l'épigastre?

Toutes les fois que d'un simple fait on veut déduire des conséquences générales, on se livre à des spéculations fautives, car partant d'un principe faux, toutes les conséquences qui en découlent sont nécessairement erronnées.

Il est des animaux dont l'appareil oculaire se compose seulement de l'épanouissement du nerf optique recouvert d'une pellicule transparente. Ici, point de chambres, point de cristallin, pas d'humeur vitrée; l'œil est un instrument optique réduit à la

plus simple structure. Pas de point focal, et par
conséquent, pas d'image qui puisse être formée.

L'œil de l'héméralope ne change pas de forme, son
état est le même de jour comme de nuit. Cependant,
à peine le soleil a quitté notre hémisphère, que celui
atteint d'héméralopie devient aveugle. La lumière
artificielle ne fait pas même d'impression sur ses yeux
aussitôt que le soleil est sous l'horizon; tandis que
cette même lumière artificielle l'éclaire dans le milieu
du jour. Que nos savants expliquent ce phénomène!

Il est des cataleptiques chez lesquels divers mouvements musculaires, certaines positions du corps
et des membres, violent toutes les lois de l'équilibre;
chez lesquels l'exercice des sens déroute toutes nos
idées de physiologie. Plusieurs somnambules magnétiques, des hystériques, etc., présentent les mêmes
phénomènes.

On ne peut les révoquer en doute, lorsqu'ils sont
cités pas des hommes honorables et instruits. En
parlant d'un fait de vision qui n'a pu donner lieu à
la moindre erreur, tel, par exemple, que celui observé par MM. Rostan et Ferrus, dire qu'on ne le
croira que lorsqu'un *chameau passera par le trou
d'une aiguille*, c'est déclarer qu'il est le produit de
l'imposture.

Un caractère commun au somnambulisme naturel,
au somnambulisme magnétique, à la catalepsie et à
quelques autres maladies nerveuses, c'est l'oubli
complet de ce que les individus ont fait et dit pendant les crises.

Les médecins qui n'ont pas eu l'occasion d'observer les somnambules magnétiques, ou qui ne les ont que très-peu observés, sont étonnés de ce fait. J'ai souri bien des fois de leur étonnement. Tous ceux qui, après avoir assisté à nos expériences, sont venus nous voir, interrogeaient la petite somnambule à ce sujet, et toujours d'une manière indirecte. Ordinairement, voici les questions : « Nous vous avons bien taquinée dans la dernière séance ? Nous avons été bien exigeants ? » L'enfant répondait naïvement : « Monsieur, je n'en sais rien. » Et l'interrogateur de s'écrier : « C'est fort curieux ! » Il n'y a rien là de plus curieux que ce qui s'observe dans un grand nombre de maladies. L'ivresse même produit cet effet ; l'homme qui a cuvé son vin ne se rappelle pas de ce qu'il a dit et fait dans son état d'ivresse. Le malade atteint d'une fièvre ataxique n'a pas la moindre souvenance, après le paroxisme, de ses actes lorsqu'il était dans le délire. Le coma qui se manifeste dans quelques accouchements laborieux, état toujours très-grave, nécessite souvent l'extraction du fœtus par le forceps. L'accouchement terminé, le premier sentiment qu'éprouve la malade, lorsque, après un temps plus ou moins long, elle reprend ses sens, est un sentiment de terreur, par l'idée que le renouvellement des douleurs de l'enfantement ramènera les mêmes accidents qu'elle vient d'éprouver (1).

(1) Aussitôt que le magnétisé vient d'être rendu à son état nor-

Les phénomènes du magnétisme n'offrent donc rien de plus surprenant qu'un grand nombre de faits physiologiques qui surviennent inopinément. Il serait impossible de distinguer bien souvent le somnambulisme magnétique du somnambulisme naturel; la catalepsie magnétique, de la catalepsie ordinaire; les convulsions magnétiques, des convulsions hystériques; l'extase magnétique, de l'extase maladive. Même élévation dans les pensées, même faculté à s'exprimer, même jugement, même lucidité. Les auteurs anciens citent un grand nombre d'observations de ce genre.

Ne nous étonnons donc pas que le magnétisme judicieusement appliqué puisse être très-utile dans une infinité de cas où les ressources ordinaires de la médecine sont sans effet. Les anciens, moins savants, dit-on, que nous, se livraient davantage à l'observation des faits physiques. Il n'y a pas de bonne femme qui ne sache qu'il n'est pas sain pour un enfant de le faire coucher avec une personne âgée, quoique celle-ci jouisse d'une santé parfaite. On conseillait au vieillard débile de coucher avec un individu jeune, sain et vigoureux. Il existait autrefois, dans les montagnes de l'Auvergne, un usage qu'il est bon de mentionner. Lorsqu'un voyageur

mal, si on lui applique le doigt au milieu du front, et qu'on lui demande ce qu'il a fait et dit : il rapporte dans le plus grand détail et dans l'ordre où ils se sont passés, tous les faits qui ont eu lieu pendant le somnambulisme. Le doigt enlevé, l'individu ignore complètement si on l'a questionné et s'il vient de répondre.

faible, maladif, ou transi de froid, arrivait dans une
hôtellerie, on lui demandait s'il voulait un lit chauffé
ou *braisé* ; le voyageur répondait naturellement :
« Je désire un lit bien chaud. » Au moment de se
coucher, il était très-surpris de voir sortir de son
lit un garçon joufflu, bien portant et bien coloré,
enveloppé de la tête aux pieds d'un sarrau de toile
bien propre. Le lendemain, notre homme s'empressait
de s'informer si c'était l'usage de donner un lit où
un autre s'était auparavant couché. — Monsieur,
vous avez demandé que votre lit fût chaud, on vous
l'a chauffé ; si vous l'aviez voulu *braisé,* on l'aurait
bassiné avec de la braise. — Quelle différence y a-t-il
donc entre ces deux méthodes ? — Oh! monsieur, c'est
bien différent, le lit chauffé par une personne jeune,
saine et vigoureuse, restaure et fortifie bien davantage.

Ainsi l'influence nerveuse d'un individu peut
être favorable ou nuisible à la santé d'un autre. Le
développement de plusieurs maladies n'est souvent dû qu'à cette cause. La morsure d'un animal
enragé est très-souvent suivie de la rage, soit par
l'inoculation d'une salive délétère et pervertie par
l'innervation morbide de l'animal, soit même lorsque
la morsure a été faite sur les parties du corps recou-
vertes par les vêtements.

Fabrice de Hilden cite l'exemple d'un jeune homme
qui devint hydrophobe après avoir été égratigné par
un chat enragé.

Des auteurs dignes de foi ont consigné plusieurs
faits de rage produite par la morsure d'hommes ou

d'animaux violemment en colère. D'autres auteurs ont nié ces faits, par la raison qu'une maladie ne pouvait pas être communiquée par un individu qui n'en est pas atteint. Ce raisonnement paraît très-juste. Cependant, comment expliquer l'apparition de la rage spontannée? Si cette horrible affection peut se déclarer spontanément, nous ne pouvons pas nier qu'elle n'a jamais été le résultat de la morsure faite par un animal ou un homme agité d'une colère terrible, passion furieuse qui ne diffère d'un accès de rage qu'en ce qu'elle n'est que momentanée.

Plusieurs auteurs ont pensé que le virus de la rage était électrique.

Certaines maladies épidémiques ne sont peut-être dues qu'à une perversion du système nerveux qui se transmet par communication. Deux militaires atteints de la fièvre nerveuse ataxique, qui régna dans l'armée des Pyrénées-Orientales au commencement de la révolution française, avaient été transférés d'hôpital en hôpital jusqu'à Montpellier, où leurs parents furent les chercher pour les conduire dans la commune où je suis né. Mon père leur donne des soins : quatre à cinq jours après, ces malades entrent en pleine convalescence; mon père est atteint du typhus, et il en meurt à l'âge de quarante-deux ans.

Les fièvres intermittentes les plus simples se communiquent quelquefois d'un individu à un autre. Un jeune homme sorti d'un village situé sur un coteau, où ces affections sont rares, est atteint d'une

fièvre tierce, après avoir été travailler dans une sa-
line avoisinant des marais. Il retourne chez ses parents. Un frère, une sœur, et la mère de ce jeune
homme, furent, dans l'espace de huit jours, affectés de la même maladie.

La coqueluche, le croup, certaines ophtalmies,
la grippe, etc., nous offrent quelquefois la même
observation à faire. L'hystérie, le somnambulisme,
la catalepsie, affectant plusieurs personnes qui habi-
tent le même lieu, sont dus probablement à la même
cause. C'est peut-être à tort qu'on leur assigne celle
de l'imitation ou de l'imagination frappée par l'aspect des malades. L'exaltation de l'imagination donnerait lieu à des états maladifs très-variés. L'imitation se bornerait à la répétition automatique de quelques mouvements extérieurs. Mais les contractions
internes si violentes et si douloureuses; mais cette
force surnaturelle dans quelques cas; mais cette
extase qui ressemble à la mort; sont des phénomènes que l'imitation ne peut produire. Il me paraît qu'ils dépendent plutôt d'un rapport qui s'est
établi entre des systèmes nerveux, dont l'un était
vicieusement ébranlé.

Le système nerveux qui réagit s'oppose souvent à
l'action magnétique et à l'influence des maladies con-
tagieuses. Ce ne fut pas en vain que Desgenettes,
pour relever le moral du soldat, s'inocula la peste
en présence de l'armée d'Egypte.

Une maladie nerveuse se déclara dans une com-
munauté de filles, l'on menaça d'un fer rouge celle

qui la première aurait un accès nerveux, et la maladie diparut.

Tout ce qui exerce la pensée, en exigeant une forte et constante attention, excite dans le cerveau un état d'érection qui s'oppose à l'action d'une influence délétère extérieure, ou au développement des mouvements nerveux.

Les simples rapprochements que nous venons de faire, et auxquels nous n'avons ni le temps, ni le talent de donner tous les développements dont ils seraient susceptibles, nous paraissent dignes de l'attention des médecins philosophes. Ils leur feront sentir que la puissance nerveuse, mue et excitée par une volonté forte, peut développer, chez l'individu sur qui on la dirige, des phénomènes très-intéressants à observer, tant sous le rapport de la physiologie que sous celui de la thérapeutique.

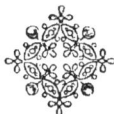

CHAPITRE VIII.

EFFETS THÉRAPEUTIQUES DU MAGNÉTISME.

« Observez les faits avec une application constante, avec un esprit dégagé de tout système, de
tout préjugé ; méditez les *divers phénomènes* qui
s'offrent à vos yeux , et ne vous écartez jamais
de la vérité. »

(RENAULDIN, *Discours aux Élèves. int.*, année 1817).

Opinion de M. Rostan sur les effets thérapeutiques du magnétisme. — Epilepsie, gastrite chronique, mouvements convulsifs guéris par le magnétisme. — Lettre de M. le docteur
Kuhnohltz sur des observations magnétiques très-intéres-
santes. — Guérison d'un fou furieux à Amsterdam. — Paralysie, rhumatisme, cécité, guéris en peu de temps. — Observation de M. Despine, inspecteur des bains d'Aix en
Savoie, sur une demoiselle affectée d'une paralysie complète des extrémités inférieures, qui, en somnambulisme
magnétique, *marche*, *court et nage* avec la plus grande facilité.

« ILS étaient, a dit M. le professeur Rostan , bien
peu médecins, peu physiologistes et peu philosophes,
ceux qui ont nié que le magnétisme pût avoir des

effets thérapeuthiques. Ne suffit-il pas qu'il détermine des changements dans l'organisme pour conclure rigoureusement qu'il peut jouir de quelque
puissance dans le traitement des maladies ? Il n'est
pas une de nos molécules qui ne soit pénétrée par
quelqu'une des ramifications nerveuses; en modi-
fiant le système nerveux comme on le fait par le
magnétisme, il doit survenir des changements fort
remarquables dans nos organes. »

Les commissaires de 1784 observèrent ces effets
dans la clinique magnétique de Deslon. « Quelques
uns des malades, disent-ils, étaient calmes et tranquilles; d'autres toussaient, crachaient, sentaient
quelque légère douleur, une chaleur locale ou uni-
verselle, et avaient des sueurs; d'autres étaient agités
et tourmentés de convulsions extraordinaires par leur
force et leur durée; les malades crachaient une eau
trouble, visqueuse et quelquefois sanguinolente : ces
crises étaient caractérisées par des mouvements pré-
cipités, violents, involontaires, des membres ou du
corps entier, par le resserrement à la gorge, par des
soubresauts à l'épigastre, aux hypocondres, des cris
perçants, des pleurs, des hoquets, des rêves immo-
dérés. Ces agitations, ces accidents variés, les sym-
pathies qui s'établissaient entre tous ces individus,
frappaient d'étonnement. *Tous étaient soumis à
celui qui les magnétisait;* ils avaient beau être dans
l'assoupissement, sa voix, un regard, un signe les
en retirait. On ne peut, disent encore les commissaires, s'empêcher de reconnaître à ces effets *cons-*

tants une grande *puissance* qui agite les malades, les maîtrise, et dont celui qui magnétise semble être le dépositaire. »

La conclusion du rapport des membres de la commission de 1784 est-elle réellement l'expression des sentiments qu'ils éprouvaient en présence d'un spectacle si étonnant?

Les phénomènes dont ils furent témoins ne méritaient-ils pas un sérieux examen de leur part? N'étaient-ils pas bien dignes d'être soigneusement observés et étudiés? On est d'autant plus étonné de leur prévention contre le magnétisme, que quelques uns des commissaires, notamment Franklin, et surtout Mauduyt, avaient fait de nombreuses expériences sur l'emploi de l'électricité dans le traitement de plusieurs maladies, et avaient constaté les heureux effets de ce moyen dans la paralysie et autres névroses chroniques, les engorgements glanduleux, etc.

Plus tard, le galvanisme ou l'électricité produite par la pile, remplaça avec avantage, dans le traitement des maladies, la machine électrique rotatoire et la bouteille de Leyde. « L'électricité animale, a dit Galvani, n'est pas *absolument une électricité analogue* à celle qu'on rencontre dans tous les corps de la nature; mais une électricité modifiée et combinée avec les principes de la vie par lesquels elle acquiert des caractères qui ne conviennent qu'à elle-même. »

Les effets de l'électricité et du galvanisme ne sont pas aussi puissants et aussi durables sur l'organisation

humaine que ceux du magnétisme animal ou de *l'é-
lectricité animale* proprement dite. Les avantages obtenus par le galvanisme contre la goutte sereine et
les nevroses de l'ouïe, se perdent très-souvent dans
l'intervalle des expériences. Les effets de la magnétisation pénètrent plus profondément l'organisme, et
les phénomènes qu'ils produisent et dont nous avons
rapporté plusieurs exemples, ne pourraient être développés par le moyen de l'électricité ordinaire. Le
magnétisme accroit ou régularise l'action nerveuse,
accélère la circulation, donne de l'activité aux mouvements vitaux intersticiels, à l'absorption et aux
secrétions. Les faits de ce genre, rapportés par divers
auteurs, sont nombreux. Le sage ne doit ni s'en éton-
ner, ni les mépriser ; il doit les examiner. Les adversaires du magnétisme conviennent même que dans
une infinité de cas la magnétisation a rétabli l'harmonie du système nerveux vicieusement ébranlé, et
que des douleurs aiguës, des névralgies opiniâtres
contre lesquelles avaient échoué tous les agents phar-
maceutiques, ont été guéries par ce moyen.

Dans un grand nombre de névropathies, après
avoir épuisé en vain la liste de nos anti-spasmodi-
ques, de nos parégoriques et de nos hypnotiques,
nous disons au malade : « Votre affection est nerveuse;
il n'y a plus rien à faire ; ce n'est pas dangereux ; il
faut vivre avec son ennemi. » En attendant, souffrez,
dépérissez, menez une vie languissante.

Qu'on ne me fasse pas dire que je regarde le magnétisme comme une panacée à tous les maux qui affligent

l'espèce humaine. On sera plus juste en disant que je le considère comme un moyen de guérison dans plusieurs cas, et propre à devenir très-souvent un auxiliaire puissant de nos moyens thérapeutiques ordinaires. La vraie médecine est celle qui sait mettre à profit tout ce qui peut remplir une juste indication. Ils sont donc coupables, ils sont donc peu médecins et peu philosophes, pour me servir du langage de M. Rostan, ceux qui veulent proscrire le magnétisme du traitement des maladies. Nous allons étayer notre opinion de quelques faits récents, et sur lesquels nous appelons encore les investigations des sceptiques et des incrédules. Nous pourrions au besoin en citer un bien plus grand nombre.

Les fièvres intermittentes, même les plus simples, doivent être considérées comme des maladies essentiellement nerveuses; quels que soient leurs types et leurs symptômes plus ou moins violents, l'apyrexie amène un état de santé apparente; si elles ne sont pas de longue durée, l'organisation de ceux qui en ont été atteints ne se trouve nullement altérée.

Un jeune homme, affecté d'une fièvre tierce depuis dix-huit mois, contre laquelle un traitement rationnel exactement suivi n'avait procuré que des intervalles forts courts de santé, fut soumis à la magnétisation.

A la première opération, resserrement et froncement des sourcils, larmoiement, sécrétion de salive abondante, chaleur légère, trémoussements aux bras et aux cuisses. Le lendemain, effets semblables, et sueur. Le troisième jour, chaleur, sueur, les yeux se ferment involontairement. Le quatrième jour, sommeil magnétique incomplet. Le cinquième, somnambulisme ; le magnétisé dit se trouver beau-coup mieux, annonce qu'il n'aura qu'un ou deux petits accès sans période de froid, et qu'il sera com-plètement guéri dans huit jours. Les deux accès prédits eurent lieu, et ils furent les derniers.

Je soumis à la magnétisation un autre fiévreux. La guérison ne fut complète qu'après un mois et demi du traitement magnétique. Dans ces deux cas, je ne fis usage d'aucun remède.

M. Leyris, officier au 9ᵉ régiment d'infanterie lé-gère, était resté cinq mois à l'hôpital du Val-de-Grâce ; trois cents sangsues, des boissons anti-phlo-gistiques et un régime analogue, lui avaient été pres-crits en vain pour le guérir d'une gastrite. Son état ne s'étant pas amélioré, il obtint la permission de se rendre au sein de sa famille. Les soins maternels, les conseils d'un habile médecin, n'avaient apporté chez le malade aucun soulagement. Son estomac refusait toute espèce d'aliment. Le malade ne se nourrissait que d'un peu de lait, encore en rejetait-il la plus grande partie.

Il était depuis un mois environ à Montpellier, lors-qu'il vint me trouver. *Etat du Malade.* — Ma-rasme, peau d'un jaune plombé, faiblesse muscu-laire extrême, sécrétions presque nulles, vomitura-tions par gorgées du lait pris depuis peu en petite quantité, mêlé de mucosités. La matière vomie est blanche et sans mauvaise odeur ; goût aigre dans la bouche et dans le gosier ; l'épigastre légèrement douloureux à la pression, sans tension ni tuméfaction. Cependant le malade ne peut tenir son gilet boutonné sur la région de l'estomac.

Il ne marchait qu'avec peine, il était obligé de s'arrêter, de vomir, et de se reposer ; il continuait ainsi péniblement sa marche. Son aspect était celui d'un moribond.

M. Leyris, dont le moral était profondément affecté, avait mis sa dernière espérance dans le secours du magnétisme. « Il en avait vu, nous dit-il, un effet si surprenant et si heureux sur la femme de son capitaine, malade depuis trois ans, qu'il regardait ce moyen comme son ancre de salut. »

La somnambule consultée, dit : « que le magnétisme ne procurerait pas le sommeil ; qu'il agirait cependant, et même mieux, et que le malade guérirait *radicalement*. » Ce furent ses propres expressions.

Les trois premières magnétisations avaient été suivies, pendant deux ou trois heures, de douleurs très-vives dans toute la région épigastrique. Le malade n'en parla que plus tard, par la crainte qu'on ne discontinuât de le magnétiser. Les vomissements devinrent moins fréquents, et cessèrent tout-à-fait au cinquième jour du traitement magnétique. Le malade augmenta journellement la dose du lait froid qui formait sa seule nourriture. Les sécrétions prirent de l'activité, principalement celle des urines.

L'embonpoint et les forces revinrent comme par enchantement. Après un mois de magnétisation quotidienne, cet officier se remit, petit à petit, au régime d'un homme bien portant, et fut, quelque temps après, rejoindre son régiment, où son arrivée dut causer quelque surprise.

Les adversaires du magnétisme rejetteront le bien qui s'est opéré sur l'imagination du malade. Ce serait déjà un grand point, si le magnétisme agissait de cette manière. Mais comment expliquer les douleurs que le malade ressent à l'épigastre, à la suite des trois premières magnétisations? Puis la cessation de ces douleurs? Comment le magnétisé, ayant les yeux fermés, et la volonté bien arrêtée de ne pas les ouvrir, désignait-il, sans jamais se tromper, la position de la main qui le magnétisait à distance, vis-à-vis du front, du menton, du cou, de la poitrine et de la région épigastrique? Il distinguait au goût le lait magnétisé de celui qui ne l'avait pas été. Notre jeune somnambule reconnaissait une pièce de monnaie magnétisée au milieu de plusieurs autres semblables. Tous ceux qui ont pratiqué le magnétisme sont convaincus de ces faits. Ils paraissent invraisemblables au premier abord; qu'on réfléchisse, cependant, que des objets maniés par des pestiférés, ou venant d'un pays où règne la peste, apportent au loin les principes contagieux dont ils ont été imprégnés.

Mademoiselle J..., du département du Gard, âgée de vingt et un ans, était épileptique depuis sept ans.

Tous les moyens de guérison avaient été tentés infructueusement. Elle nous fut amenée, et madame Pigeaire fut priée de la magnétiser. Il faut du dévouement pour se charger du traitement magnétique d'une pareille maladie. Le surlendemain de son arrivée, la malade eut un accès. La magnétisation à grand courant rendit cet accès plus court, à ce que nous dit la mère de la malade. Elle était régulièrement magnétisée chaque jour pendant quarante-cinq minutes. Deux mois se passèrent sans accident. Un jour que nous avions été à la campagne, mademoiselle J. éprouva un accès qui dura long-temps. Dans sa chute, elle s'était blessée à la figure. A notre retour, nous trouvâmes la malade dans un état de mélancolie profonde. Sa mère nous dit qu'après chaque accès elle était, au contraire, dans une espèce de délire furieux qu'on avait beaucoup de peine à contenir. Elle fut magnétisée et mise au lit. Le lendemain, elle fut calme, mais taciturne. Petit à petit elle revint à ses habitudes ordinaires, brodait, causait, chantait, comme si elle ne devait plus avoir d'accès.

La magnétisation n'avait pas amené le somnambulisme, et par conséquent, nous ne pouvions avoir aucune indication précise sur l'état futur de la malade. Notre somnambule n'avait pu nous donner aucun renseignement à ce sujet. Elle avait dit seulement que cette demoiselle ne s'endormirait pas. Les somnambules, en général, répugnent à consulter les épileptiques et les personnes affectées de la phthisie.

Mademoiselle J... resta, trois mois après son dernier accès, avec l'apparence de la santé la plus parfaite. Elle vint nous voir avant notre départ pour Paris ; elle était fraîche, bien portante et heureuse. Je ne sais si depuis lors les accès épileptiques ne se sont pas manifestés.

En 1836, M. Kuhnboltz, l'un des médecins dont la pratique magnétique a eu les plus grands succès, soumit à la magnétisation le nommé Doucet de Montpellier, épileptique depuis quinze ans. En somnambulisme, il annonça sa guérison radicale et l'époque de cette guérison. Trois ans se sont passés depuis cette époque, et ont confirmé le pronostic du malade.

Madame Lecoq de Mons était sujette, depuis seize ans, à des attaques d'épilepsie qui se manifestaient régulièrement une fois par mois, et plus souvent lorsqu'elle éprouvait une contrariété un peu vive. Son père M..., médecin très-instruit, malgré son talent, ses soins de tous les jours et l'emploi de tous les remèdes préconisés comme anti-épileptiques, n'avait pu améliorer l'état de madame Lecoq. Il eut recours au traitement magnétique. M. Victor Capouillet de Mons magnétisa cette dame, et eut le bonheur de la guérir. Depuis lors madame Lecoq est devenue enceinte, est accouchée, et aucun accès épileptique ne s'est manifesté, ce qui n'était jamais arrivé pendant ses grossesses et après chaque accouchement. La reconnaissance de cette dame et de ses parents est sans borne envers celui qui l'a délivrée d'une maladie si fâcheuse.

Madame A....., âgée d'environ cinquante ans, fit une chute en descendant ses escaliers, et tomba rudement assise; elle éprouva une secousse violente dans tout le tronc; huit jours après, son bras gauche fut agité convulsivement; petit à petit il s'éloigna du corps avec des mouvements nerveux qui devinrent plus forts, plus continus, et se changèrent en des contractions vermiculaires, irrégulières, violentes et très-douloureuses. Instinctivement la malade fut obligée de le porter en haut, de placer sa main sur la tête, et de la tenir constamment dans cette position avec la main droite, sans que les mouvements de contraction cessassent un instant, de sorte que cette dame ne pouvait, sans secours étrangers, satisfaire le moindre besoin.

Après avoir suivi sans succès les traitements conseillés par les médecins de son pays, madame A..... vint implorer le secours des médecins de la capitale. M. le professeur Marjolin fut consulté; il conseilla de faire magnétiser la malade. Son mari, craignant que le traitement magnétique fût long et incertain, crut devoir prendre l'avis d'un autre médecin. M. Bouillaud ayant été appelé, ordonna l'application de deux ou trois moxas, pratiqués à huit jours d'intervalle l'un de l'autre. Ce moyen répugnait à la malade, et surtout à sa demoiselle.

Nous étions arrivés depuis trois jours à Paris, lorsque je reçus une lettre par laquelle on me priait de me rendre à la maison de santé de madame Baric, Faubourg Poissonnière, pour une dame malade qui désirait me consulter. C'était pour madame A..., que je trouvai au lit dans l'état dont j'ai parlé. La figure de la malade était rouge et animée, empreinte d'une irritation remarquable. Après m'être instruit de l'histoire de sa singulière maladie, j'essayai, avec beaucoup de soin, de retirer le bras posé sur la tête, et agité convulsivement; je ne l'eus pas déplacé de quatre à cinq pouces, que les cris de la malade me forcèrent à cesser mon essai. Abandonné à lui-même, ce bras, mu comme par un ressort, frappa contre le bas du front et remonta sur la tête où la main droite le retenait pour en modérer les mouvements.

Mon avis, et c'était celui du médecin ordinaire de la maison de santé, fut d'employer d'abord la magnétisation, et que, si au bout d'une quinzaine de jours, ce moyen n'opérait aucune amélioration, on serait à temps de suivre l'avis de M. Bouillaud.

J'appris alors de la malade que son mari lui avait écrit de se faire magnétiser par madame Pigeaire, arrivée récemment à Paris. Je lui dis que, devant faire des expériences magnétiques, madame Pigeaire ne pouvait pas se charger de la magnétiser; que je lui indiquerais un médecin instruit qui avait une grande pratique du magnétisme. — « Je ne veux pas un homme pour me magnétiser, je désire que se soit madame votre épouse; elle aura, j'en suis sûre, pitié de mon état. » Le lendemain matin, madame Baric vint prier madame Pigeaire de se rendre au désir de la malade.

Sous l'influence magnétique, l'agitaton nerveuse se calma; les mouvements du bras devinrent moins violents. La malade put dormir cinq à six heures chaque nuit. Après huit jours de magnétisation, l'application seule de la main de madame Pigeaire arrêtait subitement les contractions. Enfin, le bras malade, suivant la direction de la main qui le magnétisait, quitta sa position. Dix jours après l'emploi du magnétisme, madame A. descendit au jardin le bras pendant et sans souffrance. Les mouvements cloniques étaient peu sensibles et intermittents. Toutes les personnes de la maison étaient émerveillées. La malade éprouvait une joie indicible; elle montait à sa chambre vingt fois par jour pour se faire voir à tout le monde.

M. Bouillaud fut la revoir quinze jours après sa première visite. Il trouva madame A... assise devant un guéridon, et s'essayant à tricoter. La surprise du professeur fut, me dit-on, fort grande. « Eh bien ! je suis enchanté de votre état; ceci va bien; j'espère que nous n'aurons pas besoin de continuer mon ordonnance; je vous ai fait un peu souffrir; mais enfin, vous devez être contente. — Monsieur, je n'ai pas du tout souffert; je ne me suis pas fait appliquer vos moxas. — Et qu'avez-vous employé? — Je me suis fait magnétiser. » A ce mot, la colère de M. Bouillaud éclate : « — Vous ne voulez donc pas guérir ? » — Mais vous voyez que je vais beaucoup mieux. D'ailleurs, vous savez bien que M. Marjolin m'avait conseillé le magnétisme. » M. Bouillaud sortit furieux.

A sa place, j'aurais agi autrement : j'aurais voulu assister à une magnétisation; j'aurais voulu m'assurer si l'on n'avait fait usage d'aucune autre médication ; il ne s'agissait pas ici d'une vision extraordinaire. Mais la passion ne raisonne pas. M. Deleuze a eu bien raison de dire que la prévention peut égarer les hommes d'un cœur droit et d'un esprit éclairé.

J'avais adressé à M. Kuhnholtz, agrégé à la Faculté de Médecine de Montpellier, la thèse de M. le docteur Saura. La réponse de cet honorable confrère est trop intéressante par les faits qui y sont relatés, pour ne pas la publier textuellement ; la voici :

« Je ne prendrai pas au pied de la lettre les expressions que votre bienveillance vous a dictées. Si je crois avoir quelque avantage sur plus d'un de nos *savants antagonistes*, c'est précisément celui de *me connaître moi-même*.....

« La thèse de M. Saura est bien pensée et bien écrite. Je conçois que, soutenue avec talent et conviction, sous la présidence d'un homme du mérite et du courage de M. Orfila, à qui elle était dédiée, cette thèse a dû produire un grand effet. Je suis bien charmé que M. Orfila se soit prononcé aussi courageusement qu'il l'a fait dans cette occasion. Nous ne sommes donc plus au temps où l'ancienne École de Médecine de Paris eut la sottise de décider *que tout docteur qui croirait au magnétisme animal serait dorénavant rayé de ses registres.*

« Je mérite tous vos reproches au sujet du retard de mes publications ; mais vous me trouverez plus excusable quand vous saurez que le magnétisme pratique, et une clientelle que je me forme, malgré

vents et marée, absorbent tous mes instants ; vous
allez en avoir une idée.

« Je magnétise tous les jours, depuis plus de trois
mois, à la Maison centrale de Détention, des malades du service de M. Lordat, et dont, depuis
plus ou moins de temps, il ne savait que faire. J'ob-
tiens, sous les yeux du médecin en chef, les succès
les plus étonnants. Une de ses malades, en somnambulisme magnétique, a été souvent pincée, fortement piquée, brûlée à trois reprises consécutives,
avec de la cire d'Espagne *enflammée*, qu'on a laissé
éteindre sur sa main ; *elle n'a rien senti*. L'expérience de l'ammoniac ne surprend aujourd'hui que
ceux qui n'ont rien vu.

« Plusieurs de mes malades sont cataleptiques,
selon mon bon plaisir, ce dont M. Despine fils a
pris note, son père n'ayant pas encore vu ce fait
depuis trente années de pratique magnétique. Douze
femmes, peu ou point réglées, sont toutes parfaitement réglées aujourd'hui.

« Une sciatique rhumatismale, qui durait depuis
quinze ans, et qui tenait alors la malade clouée dans
son lit depuis plus de deux mois, n'a pu résister au
magnétisme. Après la première séance, la malade,
qu'on m'avait apportée sur une chaise, dans une
chambre située à quarante pas de son lit, *s'en est
retournée seule*, sans béquilles, ni personne qui la
soutînt.

« Ce qu'il y a de plus curieux dans cette petite
clinique, c'est la nommée Catherine Albert, qui,

somnambule à la troisième séance, a expulsé, par l'utérus, dans l'espace de deux mois et demi, des lombrics et autres petits vers vivants, et trois cents corps anormaux, les uns comme vasculaires, les autres fibreux, fibro-cartilagineux, etc. ; mais *tous nouveaux* et de *nature tout-à-fait inconnue,* et dont avant leur sortie et pendant son sommeil magnétique, elle faisait parfaitement la description. Il ne reste plus aujourd'hui à cette malade qu'une vaste plaie dans l'intérieur du flanc gauche où tous ces corps anormaux paraissent s'être formés. Cette plaie, qui donne lieu à un écoulement sanieux et purulent par l'utérus, tend à se cicatriser tous les jours, sous l'influence du magnétisme. »

Il a été démontré pour M. Lordat, et un très-grand nombre de personnes qui ont vu écrire, sous la dictée de la somnambule, la description des corps, qu'un instant après on allait chercher dans le col de l'utérus même, à l'aide d'un spéculum et de longues pinces à polypes, et qui trouvaient ensuite ces corps parfaitement conformes à la description, il a été démontré, dis-je, que *celle femme présentait le singulier phénomène, sans exemple jusqu'à ce jour, d'une transposition du sens de la vue dans l'intérieur de l'utérus.* Que devient la belle lettre de M. Lallemand, je vous le demande? Quant à MM. Bouillaud, Dubois (d'Amiens) et Velpeau, peut-être ils ne seront pas plus déconcertés pour cela : ils seront capables de trouver, même ici, *une fissure* à travers les parois de l'abdomen.

« J'ai fait dessiner et colorier les types des corps anormaux expulsés par la femme *Albert*. J'en enverrai les originaux doubles à l'Académie de Médecine, en la priant de m'éclairer sur leur nature, quand MM. Lordat, Dubrueil et moi les auront suffisamment étudiés ici.

« Ma clientelle magnétique en ville n'est pas moins heureuse. Je me contenterai de vous en donner un échantillon. On sait généralement ici que je magnétise madame M.; cette dame, douée d'autant de connaissances variées et solides, que de véritable esprit, dit hautement à qui veut l'entendre, que : « depuis trente ans qu'elle souffre, elle n'a trouvé que M. Kuhnholtz qui ait su la soulager. » Eh bien ! des antagonistes diront spirituellement, qu'il valait mieux la laisser souffrir que de la soulager par le magnétisme !… Cela fait vraiment pitié.

« J'ai des élèves en magnétisme un peu partout. J'ai convaincu M. le docteur Parlier, en lui faisant magnétiser sa belle-sœur qu'aucun médecin n'avait pu soulager et que probablement il guérira. Mais de tous mes élèves en magnétisme, le docteur Grandvoinet semblerait être le plus fort. Il a des somnambules à Lyon où il se trouve maintenant, qui sont doués de la lucidité la plus extraordinaire. »

Le docteur Cremmens a guéri, à Gand, M. Montobio, banquier, atteint d'un rhumatisme général. Après quinze jours de traitement magnétique, M. Montobio a pu se promener comme s'il n'avait pas été malade.

A Mons, M. le docteur Descamps a guéri un paralytique dans deux jours, par le magnétisme.

En Hollande, des observations semblables sont faites chaque jour. « Mon épouse, écrit M. Barend-Stroo, de Joondam, perdit subitement la vue, et demeura quinze mois sans apercevoir le moindre rayon de lumière ; elle souffrait continuellement. Nous eûmes recours alors à M. Van Derlé, d'Amsterdam : après huit semaines de traitement magnétique, mon épouse a totalement recouvré la vue. *Joondam, le* 30 *janvier* 1839. »

M. Meijer, médecin magnétiseur d'Amsterdam, m'a fait l'honneur de m'adresser un ouvrage sur le magnétisme, rempli de faits intéressants et semblables à ceux que nous avons signalés. Au nombre des cures qu'il renferme, se trouve l'histoire d'une maladie que nous avons cru utile de relater textuellement. « Au mois d'août 1819, le sieur Crooswijck, de Rotterdam, âgé de vingt ans, fut atteint d'accès épileptiques. Ces accès se renouvelèrent fréquemment, et prirent un tel degré de gravité, qu'au mois d'octobre suivant, le patient passa à l'état de frénésie et de fureur. Quatre hommes robustes purent à peine le contenir. Placé par précaution dans une alcôve, il brisa, de ses mains seules, un solide lit de camp ; les portes de l'alcôve, bien qu'elles fussent renforcées par de forts appuis, tombèrent en éclats sous ses coups violents. On fut obligé de les reconstruire jusqu'à trois fois.

« Pendant les mois de janvier et de février, il y eut un peu de calme; mais le premier mars, la fureur se manifesta de nouveau, et le malade brisa et démolit tout ce qu'il pouvait atteindre.

« Après avoir épuisé sans succès tous les moyens ordinaires de l'art médical, le dernier médecin qu'on avait consulté, le savant M. Sander, profita de quelques moments de calme pour décider le malade à se faire magnétiser; je fus appelé. A ma première visite, quoique j'eusse été informé de toutes les circonstances précédentes, je fus frappé d'étonnement et d'effroi en voyant l'état furieux de ce jeune homme et les dégâts qu'il avait faits. Je faillis reculer devant l'idée de risquer ma propre existence dans la tentative de sauver cet infortuné, tentative d'ailleurs désespérée selon toutes les apparences. Je parvins cependant à calmer mes émotions devant les personnes qui assistèrent à cette visite, et je me décidai. Le sentiment de mes devoirs envers l'humanité, le désir de rendre un jeune homme malheureux à sa famille éplorée, l'ambition de revendiquer l'honneur de mon art, me portèrent à la résolution de mépriser tout danger personnel, et de me vouer à la destinée du patient.

« Le lendemain, j'entrepris ma première opération. Par l'effet de la magnétisation, le malade passant au sommeil magnétique devint calme, mais il éprouvait des tiraillements et des mouvements convulsifs dans les bras et les jambes, joints à des trémoussements dans tout le corps. La langue sortait de la bouche, et quoiqu'il conservât ses facultés intellectuelles, ce dont je m'aperçus par les signes qu'il me fit pour répondre aux questions que je lui adressai, il était entièrement privé de la parole. Craignant l'explosion de sa fureur, dont j'avais constamment le terrible effet devant les yeux, je calmai tantôt le mouvement des nerfs et tantôt lui laissai son libre cours, en le conduisant lentement à son terme.

« Après avoir dormi du sommeil magnétique pendant une heure, le patient s'éveilla et étendit fortement ses membres jusqu'à trois reprises. Il n'avait aucune connaissance de ce qui s'était passé, mais il se sentait soulagé et conforté. Lorsque je le quittai, il se trouvait en assez bon état.

« De deux jours l'un, je continuai la magnétisation; le sommeil magnétique, qui se développait peu à peu, était interrompu par des accès de rage au point que le malade déchirait ses vêtements, son linge, le lit, etc.; je le laissai aller jusqu'à un certain point, et interrompant brusquement alors ses accès, j'exerçai sur lui cette grande force magnétique, en lui soufflant mon haleine. Généralement il se réveillait, après un sommeil magnétique d'une heure, soulagé et tranquille. L'effet de la magnétisation et du somnambulisme s'accrut de jour en jour. Le nombre des personnes qui venaient assister au traitement augmenta journellement. Déjà on se réjouissait de voir le calme succéder aux violents accès. Cette joie était bien prématurée! Bientôt la fureur du malade devint tellement alarmante que non seulement pour moi, mais pour tous ceux qui devaient s'approcher de lui, l'entreprise était éminemment dangereuse. Ma force magnétique conservait cependant son pouvoir sur le patient. Après six opérations, je parvins à le faire passer à l'état complet de somnambulisme. C'est alors qu'il me déclara ne pouvoir être guéri que par le magnétisme, et m'annonça d'avance avec la plus parfaite justesse les heures et les minutes où auraient lieu ses accès. J'obtins de cette manière la connaissance de tout le danger que j'aurais à courir, mais aussi celle des moyens pour bien m'y préparer.

« Après huit ou neuf magnétisations, le moment critique pour le malade et pour moi approchait décidément. Il me prédit qu'au bout de trois jours il aurait un accès de rage qui durerait deux heures et demie.

« Cette rage, me dit-il, sera tellement violente, « que je ne saurais répondre du danger que vous au- « rez à courir. C'est une grande tâche pour vous d'en- « treprendre ma cure. Quand la fureur commencera « à se manifester, il faudra la laisser aller pendant « vingt minutes, et alors elle sera excessive ; mais, « après avoir fait enfoncer les portes, il faut brus- « quement vous jeter sur moi, et interrompre mon « accès. Je n'ose pas vous promettre que ce grand « effort vous réussira ; mais si vous ne l'entreprenez, il « n'y a plus pour moi aucun espoir, je dois infailli- « blement périr. Le seul moyen qui me reste, je vous « l'ai dit ; mais songez-y bien, dans aucun cas, vous « n'en sortirez sans *casser des œufs.* » Il se tut un instant ; et puis, les larmes aux yeux, il me demanda :

« Oserez-vous l'entreprendre? » Je fus ému au fond de l'ame; j'eus à soutenir la lutte de mille impressions diverses qui déchirèrent tour-à-tour mon cœur affligé. Je pris ma résolution : « Au nom de Dieu, soit! m'écriai-je. » Le pauvre jeune homme saisit ma main, la baisa avec transport, me témoigna sa reconnaissance, et me recommanda de ne lui rien dire à son réveil, de ce qui s'était passé dans son sommeil magnétique.

« Le jour redouté parut ; dès cinq heures du matin, je me rendis chez M. Croosvijck, accompagné du digne chirurgien Van Wageninge, qui, dans toutes ces circonstances pénibles, m'a fidèlement prêté aide et assistance. Quoique mon cœur fût oppressé, j'arrêtai mon plan de conduite. J'ôtai ma cravate que je remplaçai par une bande de carton noir, afin de n'être pas étranglé ; je pris un cordial et me préparai à l'attaque. A six heures, moment prédit par le malade en somnambulisme, l'accès commença. Le furieux poussa un hurlement affreux ; il se démenait avec violence ; déchira les draps, les couvertures de son lit et sa chemise. Les vingt minutes étaient près de s'écouler ; nous ôtâmes les poutres et les solives qui barricadaient les portes de sa chambre, et tout le monde autour de moi prit une fuite précipitée. Je restai seul ; la porte de l'appartement fut refermée sur moi. De loin, je contemplai, non sans horreur, l'effrayante figure du frénétique, semblable à une bête féroce. Sa langue pendait hors de sa bouche, et ses mains se tendirent vers moi, comme les griffes

17

d'un tigre ; son aspect était épouvantable. Le moment fatal est arrivé ; le combat doit commencer. En rassemblant toutes mes forces, je m'élance sur le malheureux, et je le saisis par les omoplates. Nous voilà postés l'un contre l'autre, comme deux ennemis irrités ; lui-même me prit par les épaules, et la lutte s'engagea. La terre semblait s'affaisser sous mes pieds, mes cheveux se dressaient sur ma tête ; je ranimai mon courage, je soufflai sur le furieux mon haleine avec toute l'intensité possible, sachant, par expérience, que ce moyen me donnait sur lui le plus de pouvoir. J'eus le bonheur de triompher. Cette lutte terrible, que j'esquisse à peine, n'avait duré que cinq à six minutes, lorsque le patient tomba par terre, comme raide mort ; il était dans le sommeil magnétique. Je tombai moi-même, tout épuisé, à ses côtés. Mes habits étaient en lambeaux, tout déchirés. « Reposez-vous un peu, me dit le somnambule ; « deux accès, plus violents encore, vont suivre ; je « vous en avertirai en faisant ce signe de la main... » M. le docteur Wageninge et le frère aîné du malheureux entrèrent. A peine étais-je revenu de mon épuisement, que le malade fit le signe fatal. Ces deux messieurs devaient me soutenir par les reins ; le patient, dans sa démence, faisait tous ses efforts pour me saisir à la gorge ; ce ne fut que par toute l'intensité de mon souffle que je parvins à le tenir assez éloigné de moi, pour qu'il ne pût assouvir sa rage. Qu'on se figure ma position ; j'étais sur le point de succomber, lorsque tout-à-coup cet accès s'arrêta, et

le calme survint. Après quelques minutes de repos,
le troisième accès se manifesta sous des formes bien
plus épouvantables encore. Je passai de nouveau par
des épreuves terribles; mais je sortis vainqueur du
combat.

« On croyait avoir surmonté le mal; déjà on ré-
pandait des larmes de joie ; le patient lui - même
couvrit mes mains de baisers ardents pour me témoi-
gner sa gratitude. Hélas ! nous n'avions conjuré que
la plus petite partie de l'orage. Dans la magnétisation
ordinaire, et le même jour à onze heures avant midi,
heure à laquelle je le magnétisais, le somnambule
me prédit que, pendant trois jours de suite, il serait
atteint de rage et d'hydrophobie, que le troisième
jour, le mal serait au comble ; que si, ce jour là,
avant quatre heures de relevée, il n'avait pas bu
trois fois de l'eau, sa perte était inévitable. Les deux
premiers jours se passèrent sous des circonstances
affreuses. Le fou enragé était plus dangereux que
jamais; il brisa de ses mains les meubles les plus
solides, démolit la cheminée et les croisées des fe-
nêtres, au risque de faire écrouler la muraille d'appui. La terreur du troisième jour est au-dessus de
toute conception ; le frénétique a demandé une
troisième fois à boire : je prends la coupe, mais il la
renverse en tombant sur moi pour me déchirer de
ses dents. L'heure fatale allait sonner, tout était
perdu. Le malheureux fou continuait ses démoli-
tions, toujours sans se blesser les mains, ses seuls
instruments. Il va même briser la porte!... Nous

sommes tous sur le point de fuir, dans la persuasion d'avoir fait pour le sauver tout ce qui était humainement possible. Quatre heures vont sonner ;... mais la voix tonnante du malheureux, criant trois fois à boire! à boire! à boire! nous frappe d'un sentiment de joie inexprimable. Je cours vers lui ; je lui présente la coupe, il hésite, il refuse ; j'épuise sur lui toute ma force magnétique, et il boit.

« Rien n'était fait encore. Dans le cours des magnétisations ultérieures, quelques jours après les dernières épreuves, il me prédit trois autres accès, plus terribles encore, qui auraient lieu à différentes époques plus où moins éloignées. « Il en serait sauvé pour peu que je pusse continuer sur lui le même traitement. » Ces trois crises ont eu effectivement lieu et dans une progression effrayante. Le malheureux a été ceinturé par une bande de cuivre à laquelle on avait scellé une chaîne en fer qu'on a attachée par de forts crampons à un pieu fixé en terre.

« Dans la première de ces crises, il a démoli tout ce que la longueur de la chaîne lui permettait d'atteindre.

« Avant la deuxième, on l'a placé, avec le consentement de la régence, dans une maison qui était en démolition. Rien n'a pu lui résister. Plus de deux cents personnes sont venues pour être témoins de ce délire épouvantable.

« La veille du jour où la troisième crise devait avoir lieu, le malade a été transporté à Schiedam, dans un château inhabité, et là, attaché à une longue chaîne fixée à un solide pilotage, il a pu assouvir sa rage aux murs épais et en pierres de taille. A Schiedam tout le monde était en émoi; ici, comme à Rotterdam, le personnel de la police a été mis à ma disposition, et j'en avais grand besoin pour faire maintenir l'ordre parmi le peuple, que la curiosité ou l'idée de voir arriver *un miracle* avait fait accourir de toutes parts. Les trois dernières crises ont été surmontées comme les précédentes.

« Ramené chez lui, le malade a éprouvé encore quelques accès nerveux que calmait vite la magnétisation, et petit à petit les accès ont été en diminuant et n'ont plus reparu.

« Ce jeune homme intéressant jouit d'une santé parfaite, et joint à un esprit calme toutes les facultés intellectuelles.

« Rotterdam, le 11 décembre 1820.

« J.-H. CROOWIJCK, père de ce jeune homme. »

« A cause de cette cure tout à fait extraordinaire et inouïe, les soussignés ne peuvent se refuser de rendre hommage à la vérité, ayant assisté, à diverses reprises, aux magnétisations. »

Ont signé : L. PORTE, pasteur de l'Eglise Wallonne, de cette ville ;—B. HAEFKENS, fonctionnaire public ; — E. JOCHIM, fonctionnaire public ; — JOH. MUNTS ; — P.-J. VAN WAGENINGE, accoucheur ; THÉOD. DIKGERS.

M. Constant Despine, médecin des bains d'Aix en Savoie, a inséré l'année dernière, dans son bulletin, la relation d'une nevropathie, accompagnée de paralysie presque générale, guérie par les eaux, l'électricité et le magnétisme, extraite du n° 1 des *Observations de Médecine pratique* de M. le docteur Despine père, inspecteur des bains.

« Il est en médecine, dit ce savant praticien, comme dans l'histoire des temps, des faits qui étonnent et qui semblent sortir des choses d'ici-bas : telle est la cure que nous allons décrire. »

Le sujet de cette observation curieuse est mademoiselle Estelle Lhardit, de Neuchâtel, âgée de onze ans et quelques mois, lorsqu'elle arriva à Aix, le 15 juillet 1836.

« *Etat de la jeune malade à son arrivée aux bains.* — Insensibilité et immobilité absolue du rachis et des membres pelviens, et excessive sensibilité de la peau dans ces mêmes régions, sans mollesse, flaccidité ni émaciation remarquable dans cette étendue du système locomoteur. Le corps de la petite malade, étendu et gisant dans son lit, restait dans la position qu'on lui avait donnée en l'y plaçant. La tête ne pouvait se soutenir d'elle-même ; il fallait qu'elle fût appuyée, soutenue et matelassée avec des carreaux de plumes et de crin. On ne la levait que pour faire son lit. Sa mère *seule* pouvait la remuer sans lui causer d'horribles souffrances ; aussi se passait-il souvent plusieurs jours sans qu'on osât le faire, afin d'éviter le renouvellement des douleurs et des angoisses. On ne pouvait lui tâter le pouls sans exciter des mouvements d'impatience et une sorte d'inquiétude générale.

« Sa maladie durait depuis deux ans, malgré les frictions, les fomentations, les sangsues, les looks, les amers, les synapismes, les vésicatoires, les moxas, l'application de douze boutons de feu qui avaient été employés tour à tour sans succès; les alentours de la malade étaient déconcertés. On la conduisit donc à Aix, et elle fut mise pendant la route dans une grande corbeille d'osier, fabriquée exprès pour ce triste voyage, et matelassée de toutes parts.

« L'influence des eaux thermales et de l'électricité avait amené une notable amélioration chez mademoiselle Estelle, mais les froids de l'hiver avaient arrêté tout progrès d'amendement.

« M. Despine, en causant avec madame L..., est instruit que la jeune demoiselle a des moments d'extase. Pour familiariser cette dame avec les phénomènes merveilleux (quoique très-naturels) qui caractérisent cet état si singulier du système sensitif, il lui parle de la catalepsie, du somnambulisme, du magnétisme, de la prévision instinctive des somnambules dans ce qui les concerne personnellement, et du secours immense dont pouvait être cette faculté pour le médecin chargé d'une cure obcure et difficile.

« M. Despine mit entre les mains de madame L... et d'autres personnes qui étaient avec elles, les ouvrages de Petetin, de Bertrand et de Foissac. Madame L.... acquit une confiance complète dans le magnétisme, et pria M. Despine d'en faire l'essai sur sa fille. La malade l'avait aussi vu magnétiser une demoiselle cataleptique dont la lucidité était remarquable.

« Malgré l'amélioration notable obtenue par le traitement fait à Aix depuis le mois de juillet jusqu'au 20 décembre, telle on plaçait la malade au lit le soir, telle on la retrouvait le lendemain ; elle ne remuait pas plus qu'un bloc de marbre pendant les douze ou quinze heures de repos que demandait son état. La malade ne pouvait alors exécuter, même au lit, des mouvements de totalité dans les extrémités inférieures, qu'en s'aidant de ses mains. A peine à cette époque pouvait-elle spontanément écarter les orteils les uns des autres et remonter un peu la pointe des pieds. Ces mouvements cessaient même ou se réduisaient à moitié dès qu'on voulait le faire à découvert et à nu.

« Le 22 décembre, mademoiselle Estelle est soumise aux *passes magnétiques*. La malade se trouvait placée sur une bergère et étendue de toute sa longueur, sauf la tête qui était relevée sur des coussins par un angle de vingt à vingt-cinq degrés. Elle était enveloppée de son double duvet, et avait les pieds enfoncés dans un sac de plumes ; contre ce sac était une cruche de grès remplie d'eau bouillante. Je commençai par de grandes *passes longitudinales* de la tête aux pieds, en faisant quelquefois des *jetées* et des *pauses*, et le tout sans toucher la malade, mais à la distance de deux pouces. Ces *jetées* et ces *pauses* étaient faites au sinciput, aux tempes, aux pommettes, sur le trajet carotidien, et sur celui des nerfs de la huitième paire (*par vagum*), me reposant parfois à l'épigastre, etc., et m'arrêtant aux mains de temps à autre, en pressant légèrement les pouces.

« Estelle avait ri, causé et plaisanté de cette opération, soit avant de commencer, soit à son début ; et je ne fus pas étonné, lorsqu'après une vingtaine de minutes de cette opération, ma jeune malade, cessant tout-à-coup de rire et de plaisanter, se mit à dire : « M. Despine, votre magnétisme réussira « mieux que je ne croyais d'abord ; je sens que votre « fluide a sur moi une action que je ne connaissais « pas... Je commence à voir de petits grains bleuâ- « tres devant mes yeux... et, quand vos doigts passent « devant, ils deviennent tout rouges. Mais si vous « faites des *jetées*, je les aperçois comme un éclair... « continuez quelques minutes encore... je sens que « votre fluide m'endort d'une manière graduelle et « fort extraordinaire pour moi... » Après une heure et demie de magnétisation non interrompue, Estelle me dit : « En voilà assez pour aujourd'hui... Je vais me « réveiller... à demain... à la même heure... je vous « prie... »

« Un instant après, la malade se réveille en éprouvant une petite secousse presque générale... Elle bâille, étend les bras, et se met à dire à sa maman, tout étonnée qu'elle était d'elle - même : « Eh !..... « bonjour, vous autres !.. Mais, maman, où suis-je « donc ?... Qu'est-ce donc qui s'est passé ?... Il me

« semble sortir d'un grand sommeil et d'un grand
« rêve... Mais je me trouve bien... très-bien... Je me
« trouve tout autre que je n'étais tantôt. Oh! si c'est
« le magnétisme qui me cause cela, je n'en ai pas
« peur... A demain, monsieur Despine, à demain,
« je vous prie... à demain, à demain... »

« Le lendemain matin, la malade fut soumise à
l'électricité, on restreignit les décharges à deux tours
de plateau seulement. A huit heures du soir, elle fut
magnétisée comme la veille; mais l'action magnétique fut bien plus prompte. A la quinzième minute,
ont reparu les *petits grains de feu*. Estelle alors a
demandé, pour hâter et approfondir son sommeil,
de grandes passes longitudinales de la tête aux pieds;
l'insufflation sur les doigts et dans la main, peu d'action magnétique au sinciput, mais beaucoup sur la
face... « Comme votre fluide est chaud ! monsieur le
docteur, me disait-elle; comme il monte droit à la
tête, l'échauffe d'abord, puis le feu descend par la
colonne vertébrale des deux côtés, et se répand ensuite dans tout le corps. Si nous avançons demain
comme aujourd'hui, dans moins de trois jours, je
crois que je m'endormirai complètement, car je le
suis déjà presqu'au trois quarts. » La bouteille d'eau
chaude ne m'est plus nécessaire ni les duvets non
plus... Eloignez-les, je vous prie, jusqu'à ce que je
sorte de ma crise... Vous chuchotez, mesdames ! eh
bien! je vous entends tout haut... ne faites pas de
bruit... tout le monde me fatigue ici, sauf M. Despine! Qu'on s'éloigne donc, et si vous voulez me

demander quelque chose, demandez-le par M. Despine..., et moi, je vous répondrai de même par lui... »

« Maman ! maman !..... éloigne-toi, je t'en prie,
tu me fais mal. Ah ! mon bon monsieur Despine,
remerciez, s'il vous plaît, Henriette Bourgeat d'avoir
bien voulu se laisser magnétiser devant moi..... je lui
en serai reconnaissante toute ma vie.

« Maintenant, monsieur Despine, il faut continuer
le magnétisme tous les jours ; il m'est préférable aux
bains et aux étuves. Il faut continuer l'électricité également, mais pas trop forte, je vous en prie ! De retour à Neufchâtel, il faudra me donner beaucoup
d'asperges..... Mais on me trompait autrefois, on
les faisait cuire dans du bouillon de viande. Ah !
l'on ne sait pas tout le mal que cela m'a fait ! Pro-
mettez-moi bien qu'on ne me trompera plus..... Je
ne demande jamais que ce qui me convient le mieux.

« Oh ! pour cette fois-ci, je vois que j'avance dans
le somnambulisme..... Attendez, M. DESPINE, il me
semble que je vous vois, quoique mes yeux soient
bien fermés..... Et toi, maman, oui..... Oh ! te voilà
bien avec tes mains croisées et tes bras serrés..... A
votre tour, mademoiselle Amélie ; vous, c'est plus
difficile ! Encore des passes, monsieur DESPINE, cela me
plonge de plus en plus dans mon sommeil.....Quand
vous touchez le menton et le cou, c'est singulier !
mes yeux se ferment comme une boîte....Cependant,
je vous vois, monsieur DESPINE ; et vos doigts,
quand ils passent sur moi, me semblent tout en feu,
et comme de véritables éclairs. »

« A dix heures et un quart, Estelle se réveilla
tout-à-coup, après un moment de silence, et c'est
avec les mêmes phénomènes, les mêmes dispositions, la secousse et le même étonnement que la veille.

« Le troisième jour, le 24 décembre, mademoiselle Estelle avait passé une très-bonne nuit. Elle fit,
dès le matin, demander trève pour l'électricité, mais
non pour le magnétisme. Les grains de feu parurent
à la sixième minute; à la huitième, elle éprouva un
mâchillement dans la bouche; à dix minutes, de légers soubresauts convulsifs dans les bras et dans les
jambes; à quinze minutes, elle voit et distingue parfaitement mes mains (les yeux étaient fermés); à
trente-cinq minutes, *elle devine ce que pensait*, en
ce moment là, une des personnes présentes à la
séance, et le lui dit à *haute voix;* à quarante minutes, elle a une vision fantastique..... c'était une
horrible figure qui la remplit d'effroi. A cinquante
minutes, elle voit sa grand maman à Peseux, près de
Neufchâtel, sa résidence ordinaire. A soixante, elle
aperçoit des aigrettes lumineuses au bout de tous mes
doigts. Quinze minutes après, elle a une nouvelle vision qui la remplit de joie et d'espérance..... C'est à
présent une figure céleste qui devient son bon génie,
et qui, comme le démon de Socrate, devait lui servir de guide..... l'éclairer sur la nature de son mal,
diriger son régime chaque jour, et mener sa cure à
bien. Elle converse avec ce bon génie, et finit par
faire la pantomime de l'embrasser; puis la malade se
réveille à l'instant.

« Estelle a repris immédiatement son état ordinaire de la veille ; et, voyant que nous riions tous aux éclats, elle nous en témoigne sa surprise en disant : « *Quoi donc? de quoi riez-vous?* »

« Chaque jour nous a présenté de nouvelles merveilles qui se liaient de l'une à l'autre, comme les anneaux d'une chaîne. Il faut observer et étudier ces phénomènes pour se faire une juste idée de la marche de la nature dans le développement graduel de ceux que présentent l'extase, la catalepsie et le somnambulisme. Le génie spécial de ces maladies, dit M. Despine, que j'ai retrouvé dans les vingt et plus d'histoires de cette espèce que j'ai recueillies depuis vingt ans, est marqué par l'élévation des pensées, le choix des expressions, la justesse des idées et la promptitude des jugements. Il est sans doute modifié par les circonstances et l'éducation ; mais chez tous ces malades, il est tellement saillant et caractérisé, qu'un médecin qui en a vu un seul, et qui l'a un peu étudié, ne saurait s'y méprendre.

« Chez Estelle, comme chez tous, j'ai rencontré une indépendance absolue de la pensée, et la volonté la plus inflexible..... Sentiment sans doute inspiré aux somnambules par la promptitude de leur jugement ; résultat naturel du développement si extraordinaire de leur intelligence dans un état qui leur fait embrasser tout à la fois le passé, le présent et l'avenir pour tout ce qui les concerne personnellement. De là cette irritabilité extraordinaire quand on les contrarie, ne pouvant pas concevoir, sans doute, que

ceux qui les entourent ne voient pas comme eux,
dans les choses qu'ils voient si bien et si clairement
eux-mêmes. De là cette volonté inflexible dont la seule
contradiction peut leur faire beaucoup de mal.

« Depuis le 24 décembre, jour auquel le somnambulisme a été complet, la jeune malade nous a indiqué tous les soirs, dans sa crise, ce qu'il y avait à
faire pour le lendemain. Nous en prenions note
chaque fois, car la malade n'en conservait pas le
moindre souvenir lorsqu'elle était hors de crise. Du
reste, voici le traitement à suivre : continuer le MAGNÉ-
TISME, se couper les cheveux, se savonner la tête et
les jambes avec de la neige, prendre des douches de
surprise, et des bains de natation (quand toutefois
le moment en serait venu), manger de la neige, sucer
de la glace, boire de la bière au lieu de vin, boire
beaucoup de lait, ne pas manger de viande, ni
user de bouillon gras, prendre du café, du sirop de
groseille, parfois l'élixir de GARUS, seul ou trempé
d'eau ; enfin, user de l'électricité sous toutes ses
formes, etc., etc. Elle a prescrit encore de ne jamais la contrarier, ni la déranger quand elle repo-
sait d'un sommeil doux et réparateur... Enfin, de lui
laisser faire ses *quatre volontés,* permission dont
elle n'abuserait jamais, disait-elle.

« Le 28 décembre, après six jours du traitement
magnétique, la malade exerce, dans cet état, des
mouvements spontanés qui exigent une force musculaire des plus grandes, car Estelle s'asseoit sur
son lit sans éprouver la moindre douleur ni fati-

gue du dos; et, pendant qu'elle est assise à plat sur son canapé, elle relève ses pieds, jambes étendues, à dix-huit ou vingt pouces au-dessus du plan horizontal sur lequel elle repose, les secoue en l'air, et ploie sans efforts ses genoux de toutes les manières et dans toutes les positions.

« Le 30, Estelle, dans son état magnétique, achève de couper ses cheveux, et notamment ceux du sinciput qu'elle couvre de neige ensuite.

« Le 31, elle se lève debout et marche seule.

« Du 12 au 22 janvier, les phénomènes généraux et de locomotion se manifestent davantage après la magnétisation, et se perfectionnent graduellement.

« Le 22 janvier, à la suite d'une petite contrariété, Estelle éprouva, sans être provoquée par le magnétisme, une crise bien prononcée de somnambulisme spontané. Dès ce moment, étant en crise, elle a pu ouvrir les yeux qui, jusqu'alors, avaient été comme cloués pendant toute la durée du somnambulisme. Elle a pu courir tout le jour à pieds, faire de longues promenades en voiture, et rester debout toute la journée, sans en éprouver la moindre fatigue, *moyennant qu'elle fût dans l'état magnétique*, au grand étonnement de ceux qui savaient que dans l'*état naturel de veille*, Estelle ne pouvait faire un pas ni mettre un pied par terre.

« Le 5 février, une nouvelle contrariété domestique lui fait prendre un accès de rage, qui ne se calme que par le silence, et en n'opposant que le plus grand sang-froid à tous ses actes de fureur et d'irascibilité.

« Le 9, Estelle fait un nouveau voyage à Chambéri; elle parcourt cette ville à pieds, pendant plus de six heures; fait avec sa mère des emplettes chez divers marchands, observant tout, faisant des repliques fort judicieuses et très-supérieures à ses habitudes de *veille* et fort au-dessus de son âge.

« Des chats, qui passent près d'elle, lui paraissent tout en feu, et lui donnent instantanément une attaque de catalepsie. Le même jour, la palatine en poils d'une dame l'enraidit de tous ses membres; quelques passes magnétiques la sortent de cet état, qui se dissippe bientôt complètement, en frottant les membres crispés avec sa pièce d'or de cent francs, ou la montre d'or.

« Le 12 février, Estelle entend par le poignet, même en lui parlant à voix basse.

« Dès cette époque, les vingt-quatre heures du jour se sont partagées assez régulièrement en douze heures de *somnambulisme,* et en douze heures de *repos au lit.* Elle commence à aller aux bains et en revient à pieds, prétendant que la chaise à porteurs lui ferait mal.

« En somnambulisme, Estelle mange avec abondance, et impunément, tout ce qu'elle aimait dans son jeune âge.

« Dans son état de veille, elle ne saurait s'écarter de son régime végétal habituel, du lait et des œufs, sans en éprouver des crampes, des ardeurs d'estomac, des nausées, etc., etc.

« On dirait qu'elle a deux estomacs, l'un pour l'état de crise, l'autre pour celui de veille. Comment les voies digestives s'arrangeaient-elles pour opérer ce singulier phénomène? Où allaient-ils se placer, ces aliments qui avaient assouvi sa faim dévorante de l'état de somnambulisme? Où passaient-elles, ces boissons froides de bière, de café à l'eau, de neige et de glace, qu'elle mangeait à cuillerées, de lait d'amandes, de sirops de groseille et de vinaigre, etc., etc., pour faire place, peu d'instants après, aux seuls bouillons d'herbes fort maigres, au café au lait, à l'eau sucrée, tous pris chauds, et à certains légumes, tels qu'asperges, scorsonères, etc., qui composaient depuis long-temps son régime? Comment, en un clin-d'œil et instantanément, se réveillaient ces appétences si disparates, lorsque la malade passait du somnambulisme à la veille? Plus tard, à mesure que la guérison s'est avancée, les appétences de ces deux états se sont peu à peu confondues.

« Le 1er mars, je m'absente d'Aix pendant quelques jours. Estelle avait prévenu que, après mon départ, elle déraisonnerait parfois, mais qu'il ne fallait pas la contrarier ni s'en inquiéter. Le 4 mars, elle éprouve des hallucinations nombreuses, et elle déraisonne plusieurs jours de suite. Aucune personne ne peut se *mettre en rapport* avec elle, pas même madame sa mère, qu'elle adorait pendant la veille, mais qui la *bûlait*, selon l'expression d'Estelle, lorsqu'elle était en crise, et, ces jours-là, plus fortement que jamais.

18

« Le 20 et le 21, Estelle fait l'histoire de sa maladie, et je l'écris sous sa dictée. Elle le fait avec un ordre et une méthode si extraordinaires, que moi-même je ne me chargerais pas de le faire aussi bien, de première jetée.

« Les 22, 23, 24 et 25 mars, la petite malade éprouve des terreurs paniques et une grande irritation morale. Il lui prend plusieurs fois envie de mordre, et elle cherche à assouvir cette envie sur le premier venu et sur moi particulièrement.

« Le 25 mars au soir, elle annonce qu'elle éprouvera, dans quelques jours, une grande amélioration, et qu'elle fera quelques pas hors de crise, seule et sans aide.

« Le 14 avril, la petite malade MARCHA pour la première fois, *hors de crise et de somnambulisme.* Les dix à douze pas qu'elle fit alors eurent lieu avec beaucoup de peine; sa démarche était chancelante : Estelle prit mal au bout du trajet; il fallut la transporter au lit; mais ELLE AVAIT MARCHÉ *se trouvant en parfait état de veille.*

« Du 15 au 30 avril, Estelle n'a plus besoin, en crise, d'avoir sur elle autant d'or pour marcher.

« Le 27 avril, Estelle, étant au bain et au milieu d'un bassin de 48 pieds de longueur sur 22 de large, est prise de catalepsie, et demeure plantée comme une statue. M. Despine l'appelle plusieurs fois; pas de réponse. On lui fait de loin quelques passes magnétiques, elle reste toujours immobile. M. Despine s'avisa de plonger l'indicateur de l'une de ses

mains dans la piscine, en prononçant le nom d'Estelle : aussitôt elle s'anime, fait une pirouette sur
elle-même, et, bien qu'elle fût en crise, elle vint droit
à lui.

« Estelle fut très-souvent cataleptisée par les
chats de la maison, qui venaient accidentellement
lui passer entre les jambes à table, ou friser ses pieds
quand elle était assise ou se promenait dans l'appartement.

« Estelle fit un voyage de six lieues à cheval,
montée en croupe derrière M. Despine; pour satisfaire son impatience, lorsqu'on arrivait à quelques
toises de la plaine, on était obligé d'aller au trot et
au galop; elle était solide comme un parfait cavalier.
Elle arriva à Anneci sans fatigue, et, qui plus est,
sans savoir, à son réveil, comment elle se trouvait
transportée dans un gîte nouveau.

« De retour à Aix, elle prenait tous les jours des
bains de piscine d'une à trois heures de durée.
D'abord, elle eut besoin des boules de sauvetage pour
se tenir sur l'eau et nager avec sécurité. Bientôt elle
s'en débarrassa, et devint (toujours en somnambulisme) l'un des plus habiles nageurs, se plaisant à
donner des leçons aux jeunes personnes avec qui
elle se trouvait au bain. Estelle plongeait, nageait à
plat, faisait la planche, et tous les autres jeux de
force de cet exercice. Quand elle voulait plonger,
elle fermait ses yeux par une formule magnétique
de son invention ; mais par une nouvelle formule qui
agissait en sens inverse, elle les ouvrait de nouveau

après le *plongeon*, pour pouvoir continuer son bain avec les autres.

« Dès cette époque au 30 juin, que mademoiselle Lhardit a rejoint ses pénates, la fusion des deux états de crise et de non crise s'est opérée insensiblement tous les jours davantage; de sorte que les diverses phases du premier état, se rapprochant chacune pour leur part de l'état normal, ramènent la malade à ses anciennes habitudes de santé, à mesure que cette fusion s'opère. »

A la fin de septembre 1837, madame Lhardit écrivait à M. Despine : « Chaque jour Estelle monte et « descend plusieurs fois de ma chambre au jardin, « malgré les soixante et plus de marches dont se com- « pose justement la montée. Ainsi, vous voyez, mon- « sieur, combien j'ai de raisons de penser à vous, et de « bénir mon heureux séjour à Aix..... Cette guérison « étonne et confond tous ceux qui ont connu les détails « de cette longue et terrible maladie,... car les faits « parlent ici si clairement, que le peu d'incrédules « qui restent sont bien vite confondus. »

Le 18 avril 1838, c'est-à-dire presque deux années après l'arrivée de mademoiselle Estelle à Aix, madame Lhardit écrit au docteur Despine :

« J'aime à espérer que l'exemple d'Estelle, en « éclairant la médecine sur un genre de paralysie in- « connu jusqu'à ce jour, deviendra utile à l'humanité, « et que bien des parents éviteront, en suivant les « moyens que vous indiquez, les cruelles angoisses « qui ont été mon partage. Je m'en réjouis sincè-

« rement, monsieur, et pour vous et pour eux. »

« Ces phénomènes *électriques*, *galvaniques* et *magnétiques*, dit M. Despine, ne seront point signalés sans intérêt, au milieu des discussions qui ont surgi récemment sur le MAGNÉTISME ANIMAL, sur le SOMNAMBULISME spontané ou artificiel, et sur la TRANSPOSITION des sens; discussions pour lesquelles cette histoire semble être venue tout à propos pour rapprocher les extrêmes dissidents et faire qu'ils puissent s'entendre en se comprenant mieux, ... car ce ne sera que quand on se comprendra bien, qu'on pourra s'entendre, et qu'il sera permis d'espérer de voir la science marcher d'un pas certain vers la VÉRITÉ; principe que nous *devons* tous rechercher, comme l'ancre de salut, et vers lequel j'aspire constamment moi-même. »

L'histoire de la névropathie, que nous venons de mutiler, puisqu'elle remplit quatre-vingt-dix pages in-8°, où pas un mot n'est inutile, sera lue avec intérêt par les médecins en général, et surtout par ceux qui s'occupent spécialement des maladies nerveuses. Les curieux phénomènes observés chez la malade offrent plusieurs problèmes difficiles à résoudre.

Mademoiselle Estelle est affectée, depuis deux ans, d'une faiblesse générale et d'une paralysie absolue des extrémités inférieures. Dans le somnambulisme magnétique, elle *marche*, elle *court*, elle *nage*. Rendue à son état normal de maladie, elle ne peut plus exécuter le moindre mouvement.

Dans cet état, elle ne peut vivre qu'enveloppée

d'ouate et d'édredon. En crise magnétique, elle se roule dans la neige, s'en applique sur la tête, et se délecte dans un bain glacial.

Elle s'ordonne un pareil traitement, mange de la neige, suce de la glace, se nourrit avec abondance de tout ce qu'elle aimait dans son jeune âge. Hors de crise, elle ne fait usage que des bouillons d'herbes, du café au lait, de l'eau sucrée, pris chauds.

Endormie magnétiquement et les yeux fermés et *cloués*, comme elle dit, elle voit les personnes qui l'entourent, n'entend que son magnétiseur, celui-ci ayant les lèvres appliquées sur le poignet de la jeune malade, et parlant très-bas. Elle sent la pensée d'une personne présente et la divulgue instantanément.

Dans l'état magnétique, Estelle ne peut être approchée par qui que ce soit, sans éprouver de la douleur. Sa mère, qu'elle aime si tendrement, est obligée de s'éloigner; son voisinage la *brûle*.

Une seule et même cause préside sans doute aux phénomènes somnambuliques.

Ainsi, un somnambule lit par l'épigastre, par l'occiput, etc., ou ayant les yeux fermés ou recouverts d'un bandeau opaque.

Celui, affecté de surdité ou étant sourd-muet, entend la voix de son magnétiseur.

Mademoiselle Estelle, percluc de ses membres, qui, depuis long-temps, n'obéissent plus à sa volonté, se lève, marche et court étant en somnambulisme.

Rendus à leur état ordinaire, ils n'ont aucun souvenir de ce qui s'est passé.

◇◇◇◇◇◇◇◇◇◇◇◇◇◇◇◇◇◇◇◇◇◇◇◇◇◇◇◇◇◇◇◇◇◇

CHAPITRE IX.

IMPORTANCE DU SOMNAMBULISME MAGNÉTIQUE.

> « Est-il permis à un médecin qui a le sen-
> timent de son devoir et de sa mission , de ne pas
> vérifier les découvertes qui viennent enrichir
> l'art de guérir ? »
>
> (FRAPART, D. M. P. *Lettres sur le Magnétisme.*)

Considérations sur les faits magnétiques.— Qualités nécessaires au magnétiseur. — Maladies qui réclament l'emploi du
magnétisme. — Facultés des somnambules. — Les médecins du nord s'en servent comme moyen d'investigation.
— Somnambule d'une grande lucidité. — Vue à distance.
—Somnambule qui n'entend que par la volonté mentale de
son magnétiseur. — Insensibilité magnétique.— Opérations
chirurgicales. — Expériences à faire.

LES faits physiologiques et thérapeutiques , dont
nous avons parlé, seront-ils dédaignés encore de
nos savants ? Ne serait-il pas temps qu'ils voulussent
s'en occuper d'une manière philosophique? Y a-t-il
une doctrine médicale qui puisse s'étayer de

preuves plus positives et plus nombreuses que celle du magnétisme? N'apporte-t-elle pas des témoignages assez imposants pour l'admettre au rang des autres sciences? Les phénomènes intéressants qu'elle produit, pour ainsi dire à volonté, ne sont-ils d'aucune valeur? L'exemple des hommes recommandables qui, dans tous les pays, s'occupent du magnétisme, l'assentiment unanime des premiers disciples de Mesmer à reconnaître et proclamer sa découverte, ne sont-ils d'aucune autorité? Et quels étaient ses disciples? Les Cuvier, les Deslon, plusieurs autres membres de l'ancienne Faculté de Médecine, un grand nombre de médecins de la capitale et des provinces; des savants et des hommes d'une position élevée et jouissant d'une grande considération personnelle.

Dira-t-on encore qu'on ne veut pas reconnaître le magnétisme, parce que des charlatans l'ont exploité? Si cette assertion était vraie, à qui la faute, si ce n'est à ceux qui l'ont repoussé? « Le charlatanisme, a dit M. le docteur Saura, a envahi le magnétisme comme il a envahi la médecine, comme il a envahi tout le reste. Mais souvenez-vous, ajoute-t-il, que ce ver rongeur qui flétrit la science, se nourrit d'ignorance et de crédulité; que, par conséquent, ce n'est pas avec des cris (il est sourd) que l'on parvient à le détruire, mais bien en projetant dans son trou les éblouissants reflets de la vérité. Etudions, approfondissons le magnétisme, ce n'est qu'à ce prix qu'il cessera d'être exploité par la cupidité. »

Ceux qui se sont occupés de cette découverte en ont-ils fait un mystère? Il nous ont dit : « Chaque homme possède la faculté de magnétiser; rien n'est plus simple. »

Magnétiser, c'est exercer une influence nerveuse sur un individu soumis à l'action de notre volonté. Plus cette volonté sera forte et soutenue, plus l'émission nerveuse sera puissante, et plus facilement les phénomènes magnétiques se manifesteront. Mais la volonté est relative à la confiance qu'on a en son pouvoir; et cette confiance augmente en raison des phénomènes qui se produisent. J'ai vu un étudiant en médecine, cité par son incrédulité, se livrer à un enthousiasme difficile à réprimer, après qu'il eut développé le phénomène du somnambulisme. La confiance en soi, et la volonté qui en est la suite sont donc les dipositions nécessaires à celui qui veut produire des effets magnétiques. Que le sujet soumis à son action croie au magnétisme ou soit incrédule, peu importe; ce que l'on doit exiger de lui, c'est la tranquillité d'esprit, la passivité. Loin que le magnétisme agisse sur l'imagination, produise des phénomènes par l'imagination, il faut au contraire prendre garde de ne pas exciter cette folle du logis. Il est même avantageux que le sujet ignore, si cela est possible, le dessein qu'on a de le magnétiser.

Les qualités du magnétiseur sont : une bonne santé; le calme de l'ame; une attention constante à ce que la volonté ne soit ni timide ni indécise, lorsqu'on magnétise pour la première fois un individu,

ou qu'il n'en a pas encore éprouvé des effets sensibles.
Si l'attention cesse un instant par une préoccupation
quelconque, l'action magnétique est subitement interrompue ; le cerveau, dans ce cas, peut-être comparé à
une machine électrique dont le plateau n'éprouve-
rait aucun frottement.

M. Deleuze a judicieusement observé que la vertu
magnétique existe également et au même degré dans
les deux sexes. Il dit que les femmes doivent être
préférées pour magnétiser les femmes, et il étaie son
opinion par des raisons pleines de justesse. « Je dois,
ajoute-t-il, ces réflexions à la femme d'un médecin
célèbre, à madame Chambon de Montaux qui, en
pratiquant le magnétisme, a obtenu des succès que
méritait son ardente charité (1). »

Les personnes les plus impressionnables au magnétisme, et chez lesquelles il agit avec le plus d'effica-
cité, sont les individus débiles, ceux d'un tempérament lymphatique et nerveux, ceux qui n'ont pas
été agités par les passions ; les enfants de dix à quinze
ans, les malades atteints d'affections organiques et
chroniques, les êtres maladifs, les convalescents, les
campagnards, ceux dont l'imagination est peu vive.

Les personnes d'un tempérament essentiellement
nerveux ne sont pas celles que l'on magnétise avec
le plus de succès. La magnétisation développe chez
elles des phénomènes divers et irréguliers, quelquefois des mouvements convulsifs qui nécessitent une

(1) *Instruction pratique sur le Magnétisme*, page 169.

grande prudence et le plus grand calme chez celui qui magnétise, pour arrêter ces mouvements désordonnés.

L'action magnétique amène, chez la personne qui y est soumise, une simple modification dans les mouvements fonctionnels de l'organisme, ou porte spécialement ses effets sur les fonctions cérébrales, et détermine le somnambulisme. Dans le premier cas, employé seul ou combiné avec une médication rationnelle, le magnétisme peut être d'un grand secours dans un grand nombre de maladies.

« L'influence directe de ce nouvel agent sur le système nerveux, dit M. Rostan, me porte à croire que son action doit s'exercer efficacement dans les maladies nerveuses, et principalement dans les maladies nerveuses générales. L'hystérie, l'hypocondrie, la mélancolie, la manie, l'épilepsie, la catalepsie, les spasmes de toute espèce, les crampes de la vie animale, les convulsions, une multitude de douleurs, les rhumatismes, certaines amauroses, quelques surdités, les névralgies de tout genre, etc. On peut ajouter à ces affections, toutes celles qui ont pour cause le peu d'activité du système nerveux dans les fonctions intersticielles d'assimilation et de secrétion. Ainsi, M. Deleuze a appliqué avec succès le traitement magnétique dans les cas d'hydropisie, d'engorgement glanduleux. M. Kuhnholtz, dans l'aménorrhée et l'irrégularité des menstrues, les pâles couleurs, l'inertie des fonctions digestives. Dans les maladies ataxiques et adynamiques, lorsque l'innervation perd de son activité, que les excitants internes, les irritants extérieurs n'opèrent aucun effet, que la sensibilité semble s'éteindre graduellement, l'action magnétique, en ajoutant des effluves nerveuses pleines de vie à un système nerveux débilité, prêt à suspendre ses fonctions, en imprégnant les organes d'un fluide nerveux plus actif, peut ranimer la sensibilité du malade et favoriser l'action des médicaments employés. Que l'on ne compare pas l'action nerveuse d'un individu sain sur un sujet malade, à la transfusion du sang presque aussitôt abandonnée qu'elle fut proposée, parce qu'il n'y a pas la plus petite analogie entre ces deux opérations.

Le somnambulisme magnétique était-il connu dans l'antiquité? Les malades, disent les auteurs anciens, allaient dormir dans le temple d'Esculape, et ils en sortaient guéris.

Quoi qu'il en soit, le magnétisme est devenu la plus belle découverte des temps modernes depuis que M. de Puységur a observé le somnambulisme. Les facultés intuitives que cet état développe ont rendu les observations magnétiques cent fois plus intéressantes qu'elles ne l'étaient du temps de Mesmer.

Il existe, avons-nous dit, la plus grande ressemblance entre les somnambules naturels et les somnambules magnétiques : « La seule différence qu'il y ait entr'eux, dit M. de Puységur, c'est que les premiers agissent toujours d'eux-mêmes, tandis que les seconds sont et demeurent soumis à l'empire et sous l'influence de leur magnétiseur. Nous avons reconnu que ceux-ci étaient doués *d'intuitives facultés* que nous n'avons point aperçues dans les somnambules naturels. »

« Quoique je sois toujours porté, dit Pinel, à applaudir au zèle et à la sagacité que M. de Puységur met dans ses recherches sur le somnambulisme soit naturel, soit magnétique, il me permettra de suspendre mon jugement, surtout sur certaines circonstances qui accompagnent le somnambulisme magnétique, et qui portent un caractère de merveilleux très-propre à inspirer de la défiance. Je n'en suis pas moins disposé à suivre d'un œil curieux tous les résultats des recherches de M. de Puységur, et à profiter des lumières ultérieures qu'elles peuvent répandre sur la médecine et surtout sur l'aliénation mentale. »

Tel devait être le langage de tous ceux qui n'ont été témoins d'aucun phénomène magnétique ; car il est permis d'éprouver de l'étonnement et du doute au récit de faits qui tiennent du merveilleux. Le seul moyen de sortir de ce doute est d'assister à la production de ces phénomènes, ou mieux, d'expérimenter soi-même.

Aucune découverte n'est plus propre à nous initier dans la connaissance de la nature de l'homme que le somnambulisme magnétique. Il se développe, chez le somnambule, un sens intérieur qui est peut-être le centre des sens normaux mais ce sens est tellement développé, il donne des facultés si grandes à certains somnambules, qu'il semble les mettre en communication avec la nature entière.

Ainsi le somnambule connaît la pensée de son magnétiseur; indique la nature de sa maladie; prédit les crises qui doivent avoir lieu; fournit des indications souvent très-justes et très-utiles pour le traitement et le régime qui lui conviennent. Mademoiselle Estelle nous en a fourni un exemple bien frappant. Quoique les somnambules paraissent ne s'ordonner que ce qui leur convient le mieux, comme tous n'ont pas les mêmes facultés intuitives, il importe, dans l'intérêt des malades, de ne pas suivre aveuglément toutes leurs prescriptions. Ce n'est que d'après leur volonté réitérée à plusieurs jours d'intervalles, et lorsque les moyens qui nous paraissent plus rationnels sont infructueux, que l'on doit se décider à suivre le traitement qu'ils s'ordonnent. « Une épileptique qu'on traitait par le magnétisme, à la Salpétrière, indiqua, comme le seul moyen de la guérir, d'exciter chez elle, dans les circonstances les plus critiques, et par des moyens violents, une frayeur qui devait naturellement mettre sa vie dans le plus grand danger. Pendant trois mois, elle persista à demander la même chose; on se décida enfin à suivre son avis, et on obtint sa guérison (1). »

Les somnambules, en se mettant en rapport avec une autre personne, peuvent connaître l'état maladif de cette dernière, et nous donner souvent des renseignements que nous ne devons pas dédaigner. « Un somnambule qui veut voir l'intérieur du corps de

_____

(1) Deleuze, *Instruct. pratique sur le Magnétisme*, page 132.

quelqu'un, le magnétise d'abord (c'est à dire se met
en rapport), et porte successivement la lumière de sa
vie sur les organes qu'il veut examiner ; l'exactitude
de l'opération dépend ensuite du soin qu'il y apporte
et du degré plus ou moins grand de son affectibilité
magnétique. » Un somnambule n'est pas constamment doué du même degré de lucidité : tous ne
portent pas toujours le même jugement sur un sujet
déterminé. Les êtres vivants ne sont pas des instruments physiques. Un somnambule sera doué de facultés plus ou moins grandes, en raison de son organisation, et ensuite selon qu'il aura été plus ou moins
bien conduit étant en somnambulisme.

Dans les pays du nord, où l'étude du magnétisme
est dirigée dans un esprit philosophique, l'observation du somnambulisme est devenue féconde en résultats importants ; là, les médecins, après avoir constaté la lucidité des somnambules, s'en servent utile-
ment pour éclairer leur diagnostic dans certaines
maladies dont la nature est difficile à déterminer.
Puisqu'un somnambule voit à travers les corps opaques, à des distances très-grandes, et que, pour
mieux dire, aucun obstacle n'empêche la relation,
la communication qui s'établit entre ses facultés
perceptives et les objets qu'il considère, il ne lui
sera pas plus difficile de se mettre en rapport direct
avec l'état d'une personne dont il touchera la main.
Lorsque, pour la première fois, nous avons entendu
parler de ces phénomènes, nous les avons déclarés
impossibles, tant ils confondent notre entendement;

il a bien fallu cependant se rendre à l'évidence des faits, consacrée par l'observation.

Nous avons dans le moment un somnambule qui nous les démontre journellement. Le premier jour qu'il se soumit à la magnétisation, il tomba en somnambulisme, et fut remarquable par sa lucidité et par l'élévation de ses pensées. Dans son état magnétique, il est d'une élocution claire, brillante et animée. Il y a plaisir à l'entendre discourir sur les hautes questions de philosophie et d'économie politique. Il est complètement isolé, et n'entend que son magnétiseur; mais aussitôt qu'il est mis en rapport avec une autre personne, quoiqu'il ne l'aie jamais vue, il en décrit le caractère comme s'il la connaissait depuis longues années. Nous allons donner quelques exemples de sa lucidité.

M. Colson Tomassin, fabricant de bière à Remini, département des Ardennes, vint me consulter pour une amaurose dont il est affecté. Je le fis mettre en rapport avec le somnambule, qui lui dit : « Monsieur, vous ne voyez plus de l'œil droit, et votre œil gauche est bien faible. » Je demandai au somnambule comment pouvait-il reconnaître ce qu'il disait. « Je le sens à mes yeux, répondit-il. » M. Tomassin s'étant assis, lui demanda s'il pourrait dire quel était son genre d'occupation. Après avoir un peu réfléchi, le somnambule répondit : « Je vous vois ou plutôt je vous pressents dans la campagne mesurant le terrain. Il vous faut discontinuer ce travail, car le soleil et l'air froid vous font mal aux yeux; le globe de l'œil dont vous

ne voyez pas est celui qui alors vous fait le plus souffrir. « Tout cela est très-exact, ajouta M. Tomassin. »
Je crus un moment que ce dernier plaisantait. Il n'en
était rien ; les détails donnés par le somnambule
étaient très-vrais. M. Tomassin est géomètre.

A madame F..., qui nous avait été adressée par
M. le docteur Kuhnholtz, il dit qu'elle s'était mariée
trop jeune, qu'elle avait fait trop d'enfants de suite,
et que, depuis lors, sa santé était chancelante. Cette
dame nous apprit qu'elle s'était mariée à l'âge de
seize ans, et qu'à vingt-cinq elle avait déjà sept
enfants.

M. le docteur Carrière, que ne connaissait pas
non plus le somnambule, fut surpris autant que
nous, lorsque le magnétisé lui dit : « Vous êtes médecin, monsieur. » Il fit la même réponse à M. le docteur Hamard.

Un autre soir, M. Favre et M. Lesseps lui disent
d'écrire une phrase, afin qu'il soit parfaitement convaincu, à son réveil, de ses facultés somnambuliques.
Un morceau de papier de deux pouces carrés est
placé sur la table et sur une grande feuille de papier.
Le somnambule prend la plume, semble la promener
un instant sur l'écritoire, et la plonge dans l'encrier
comme s'il y voyait. Les deux autres messieurs placent leurs deux mains, en manière d'écran, au
devant des yeux du somnambule qui, malgré cet obstacle, écrit aussi vite et aussi correctement que
dans son état normal.

Une pièce de cent sous choisie par l'un des spectateurs, et magnétisée à l'insu du somnambule, est mêlée à huit autres pièces semblables ; elles sont données par la même personne au somnambule, qui, après les avoir touchées l'une après l'autre, remet celle imprégnée de magnétisme. ´

Une personne quelconque peut faire suivre le somnambule dans toutes les directions, en ayant à la main soit une bague, une pièce de monnaie, un mouchoir, etc., que l'on a magnétisé. Il s'incline à droite, à gauche, par devant, se renverse en arrière, se lève et marche dans tous les sens ; tourne, retourne, pirouette sur lui-même, comme un automate, attiré qu'il est par l'objet magnétisé tenu à distance et hors de son aspect. Ce fait presque physique, que nous avons rapporté en parlant de notre jeune somnambule, fut traité d'historiette par un de nos académiciens. Si le hasard fait tomber mon livre dans la main de ce savant, et s'il daigne y jeter les yeux, je l'invite à venir s'assurer de l'exactitude de mon récit.

Deux fois nous avons fait réveiller notre somnambule par lui-même avec un mouchoir magnétisé. Il est extrêmement curieux de voir un être qui vient de parler admirablement, et de faire preuve de grandes facultés, se dire à haute voix, en passant le mouchoir en travers du front, de la poitrine et des bras : « *Réveillez-vous! Reveillez vous !* » se lever en sursaut et demander aux assistants : « *de quoi riez-vous?* » ignorant s'il a été en somnambulisme, et ce qu'il vient de faire. Il est de fait que M. Favre riait aux éclats.

Le 9 juillet dernier, notre somnambule, qui

semblait plongé dans une méditation profonde, se met à dire *ex abrupto,* sans qu'aucun propos précédent eût dirigé sa pensée : « Il va se passer de grands événements en Orient, *Mahmoud est mort, je vois le sérail en deuil.* » M. Lesseps, M. Henri Lafont et une autre personne étaient présents. Le lendemain il nous répète la même chose. « Je vous l'affirme, nous dit-il, et vous verrez si je me trompe. » Huit à neuf jours après, une personne à qui j'avais raconté ce que nous avait dit le somnambule, s'empressa de venir m'informer de la dépêche télégraphique qui annonçait la mort du sultan.

Il fut un temps où l'on n'aurait pas osé rapporter des faits de ce genre. Ils sont devenus si communs qu'on n'en fait plus aujourd'hui mystère. M. le professeur Pelletan nous raconta, en présence de M. le vicomte de Mérignan et de M. le docteur Baldou, l'anecdote suivante :

« J'avais, nous dit M. Pelletan, une somnambule très-lucide. Je la soumis à une épreuve qui vous en convaincra. Un jour, après l'avoir mise en somnambulisme, je lui dis de se transporter au ministère de la guerre, et de voir si l'on s'y était occupé d'une affaire me concernant. Dix minutes s'étaient à peine écoulées que la magnétisée me dit qu'elle voyait un papier assez grossier, placé sur une table au dessous d'autres papiers ; que le premier était relatif à la recommandation de mon affaire, mais que cette note était mal écrite et qu'on y avait mis du tabac dessus.

« J'allai au ministère et j'appris, nous dit M. Pelle-

tan, de M. Tabarié que l'avant-veille, au moment
de sortir de l'hôtel, il s'était rappelé de mon affaire,
était entré chez le concierge, et avait écrit sur un papier qui lui était tombé sous la main, la note de ce
que je lui avais demandé, sur laquelle il avait jeté du
tabac pris dans la boîte du concierge. »

Les auteurs rapportent plusieurs exemples de
vision à distance .Un évêque, malade dans son lit, se
mit à dire : « Notre saint Père se meurt.... il est
mort. » Quelques jours après, la mort de ce pape
fut annoncée.

En 1838, dans le village de Saussan, situé à une lieue
de Montpellier, deux filles affectées sans doute d'hystérie se voyaient mutuellement pendant leurs accès,
quoiqu'elles n'habitassent pas la même maison. Il
arrivait souvent que l'une d'elles, étant dans le délire, s'écriait tout-à-coup : « Allez vite chez Marianne,
les convulsions vont la prendre. » On courait chez celle-
ci; effectivement, l'accès venait de se manifester. Après
quelques minutes, cette dernière se mettait à dire :
« Julie est plus tranquille, elle sort de son attaque.»
Ce village fut en émoi pendant trois semaines. On
parlait d'exorciser les deux malades ; le prélat supé-
rieur fut, dit-on, consulté, et ordonna de faire soi-
gner ces deux filles par un bon médecin.

Un grand nombre d'auteurs estimés, Galien, Wep-
fer, Boërhaave, Hoffmann, Sauvages, Tissot, Pomme,
Cullen, Petetin et quelques philosophes, citent plusieurs faits semblables. Celui de M. Chardel, que nous
avons rapporté, est du même genre.

Lorsque le magnétisme sera généralement admis, on ne l'emploira que pour des choses bonnes et utiles. On ne se livrera plus à des expériences qui paraissent futiles, ridicules, et qui semblent laisser à penser si ceux qui inscrivent de pareils faits sont des hommes graves et consciencieux. Un point important sera de former et de bien diriger les somnambules, et d'utiliser leurs précieuses facultés au soulagement de nos semblables. Nous ferons en France ainsi qu'on fait en Prusse, en Suède et en Hollande, où les médecins qui emploient ou qui conseillent le magnétisme seul ou adjuvant à un autre moyen thérapeutique, ne jouissent pas moins d'une grande considération comme médecins et comme savants. Chez nous, il est tel médecin qui, dans un hôpital, et pour des maladies réputées incurables, ne craint pas de se livrer à des expériences qui compromettent la vie des malades qui lui sont confiés, en faisant usage d'une substance dont une seule goutte, mise sur la langue de l'animal le plus fort, le fait périr instantanément. Eh bien, ce même médecin, dans la crainte du ridicule ou par tout autre motif, n'oserait pas essayer publiquement le magnétisme pour la guérison de ces mêmes maladies.

Si je voulais dire le nom d'un des membres les plus distingués de l'Académie de Médecine, qui nous adressa, l'année dernière, le billet suivant, les esprits forts de ce corps savant, que diraient-ils? Le voici : « J'ai l'honneur de présenter mes respec-

« tueuses salutations à madame Pigeaire ; je lui ren-
« voie la thèse de **M.** Clausade. J'y ai lu les notes sur
« le magnétisme; tout cela est fort intéressant et
« mérite d'être étudié. Je souhaiterais que made-
« moiselle Léonide consentît à voir une malade qui
» m'intéresse vivement.

« Mes respects, etc. »

Nous avons dit qu'il s'établissait une relation entre
le système nerveux du magnétiseur et celui du magnétisé; deux exemples suffiront pour prouver ce fait.

« Mademoiselle Marion Bourely est en somnambulisme, après avoir été magnétisée par **M.** Kuhnholtz
qui est placé derrière un paravant et loin de la
somnambule, celle-ci devra s'éveiller à l'ordre mental de **M.** Kuhnholtz, lorsque **M.** Clausade placera
dans la conversation un mot qu'il a lui-même désigné à l'oreille de **M.** Kuhnholtz, et qu'il n'a répété
à personne. Aussitôt que le mot est prononcé, l'ordre
mental est donné sans signe, sans bruit, et la somnambule se réveille, ignorant même l'expérience à
laquelle on la soumet. Le même effet se produisait
lorsque **M.** Clausade serrait la main de **M.** Kuhnholtz,
hors de l'aspect de la somnambule.

« **M.** Clausade prie **M.** Kuhnholtz de passer dans
une pièce voisine. Il sort sa montre et lui dit de
rendre la somnambule sourde depuis dix heures
quatre minutes jusqu'à dix heures dix minutes;
qu'à cette heure-là, elle entende pendant une minute
seulement, et puis qu'elle n'entende de nouveau que

lorsqu'il sera dix heures un quart. La montre de
M. Kuhnholtz étant réglée sur celle de M. Clausade,
ce dernier sort, tire la porte après lui, et laisse
M. Kuhnholtz seul et enfermé. « Je pris un chande-
lier, dit M. Clausade, et frappai dessus sans inter-
ruption avec une clé. Lorsqu'il fut dix heures dix
minutes, *exactement et seulement alors*, la somnambule se mit à dire : *Ah! j'entends une clochette.*
— Est-elle loin ? lui dis-je : — *Je ne sais; mais elle
ne se fait pas bien entendre,* etc., etc. Lorsque la
minute fut passée, la somnambule n'entendit plus
rien; elle ne recouvra cette faculté que lorsqu'il fut
dix heures quinze minutes. « Dans toutes les expériences, ajoute M. Clausade, que j'ai faites ou vu
faire, j'ai toujours agi comme si l'on cherchait à me
tromper; ce qui ne veut pas dire que je soupçonnasse
la probité des personnes qui étaient magnétisées ou
celles qui magnétisaient; mais je voulais qu'aucun
doute ne me fût permis. »

On peut aussi constater journellement sur les
somnambules le pouvoir qu'on a de leur comman-
der d'oublier ou de ne pas oublier, de faire ou de
ne pas faire telle ou telle chose, après être rendus
à leur état normal. Notre somnambule, qui reste
volontiers deux ou trois heures dans le sommeil magnétique, était fâché, cependant, à son réveil, d'a-
voir demeuré si long-temps dans cet état; il avait
l'habitude de regarder sa montre aussitôt qu'il était
démagnétisé. Un jour l'ordre lui fut donné de ne pas
la regarder lorsqu'il serait sorti du somnambulisme;

Il ne tira pas sa montre, mais il jeta les yeux sur la pendule. Le lendemain, la pendule lui fut défendue; depuis lors, il n'a plus cherché à savoir combien de temps il avait dormi.

Il serait curieux de rendre somnambule un individu affecté de monomanie, et de l'en délivrer par ce moyen. On aurait rendu un grand service à Pascal, dont les dernières années de sa vie furent si malheureuses par l'idée d'être constamment au bord d'un précipice. Au reste, il est indubitable que le magnétisme opérerait le plus grand bien dans des cas analogues.

Un phénomène encore inconcevable, c'est celui de la paralysie, dont sont frappés les membres du magnétisé à la volonté du magnétiseur. « Vous n'avez, « dit M. Rostan, qu'à vouloir interdire le mouvement « à un membre, deux ou trois gestes le jettent dans « l'immobilité la plus parfaite; il est tout à fait im- « possible à la personne magnétisée de le remuer « le moins du monde. Vous avez beau l'exciter à le « vouloir, impossible; il faut le *déparalyser* pour « qu'elle puisse s'en servir. Pour cela, il faut faire « d'autres gestes. Ne croyez pas cependant que cette « immobilité ne soit que le résultat des gestes ma- « gnétiques, et que le somnambule, en voyant ces « gestes, ne comprenne ce que vous voulez, et fasse « semblant d'être paralysé; *la volonté seule, l'in- « tention de paralyser un membre, la langue ou « un sens, m'a suffi* pour produire cet effet, que par- « fois j'ai eu beaucoup de peine à détruire. J'ai plu-

« sieurs fois, devant témoins, paralysé mentalement
« le membre qu'on me désignait ; un spectateur mis
« en rapport commandait les mouvements ; impossi-
« bilité absolue de mouvoir le membre paralysé. »

Tous les magnétiseurs produisent les mêmes effets sur leurs somnambules ; ils font plus, ils privent
à volonté les membres de mouvement et de sensibilité.

Insensibilité magnétique. Nous avons dit aussi que
les phénomènes observés chez les cataleptiques et les
extatiques avaient la plus grande analogie avec ceux
du même genre que produit quelquefois la magnétisation ; ces derniers ne doivent donc pas exciter plus
de surprise que les autres ; tous sont le résultat
d'une modification apportée à la sensibilité par des
causes différentes ; modification dont nous ne pouvons pas connaître la nature intime.

« Une femme est assise, immobile ; elle a les yeux
brillants et fixés en haut, les paupières ouvertes et
sans mouvement, les bras élevés et les mains jointes ;
son visage, auparavant triste et pâle, est plus fleuri,
plus gai, plus gracieux qu'à l'ordinaire ; la respiration est libre et égale, le pouls lent et naturel, les
membres souples et légers ; on pouvait leur donner
la position qu'on désirait, et ils la gardaient ; on lui
abaissait le menton, sa bouche s'ouvrait et restait
ouverte ; on lui levait un bras, ensuite l'autre, ils ne
retombaient point ; on les tournait en arrière, et on
les élevait si haut, que l'homme le plus fort ne les

eût pas tenus long-temps dans cette attitude; ils y demeuraient d'eux-mêmes tant qu'on les y laissait. On la mit debout pour faire sur ses jambes les mêmes épreuves que sur ses bras, et pour donner aux jambes et aux bras en même temps des attitudes difficiles à soutenir ; la malade fut toujours comme une cire molle qui prend successivement toutes les figures que l'on veut, et se tient avec persévérance à la dernière. Son corps, quoiqu'on l'inclinât, conservait toujours et constamment un parfait équilibre. Cette femme paraissait insensible ; on la *secouait,* on la *pinçait ,* on la *tourmentait ,* on lui mettait sous les pieds *un réchaud de feu;* nul signe de vie. Cet état dura trois à quatre heures. Quoiqu'elle eût été fort tourmentée, il ne lui en restait point de douleurs, ni même de lassitude à son réveil ; elle n'avait *aucun souvenir* de ce qui s'était passé durant son état cataleptique, ni de la saignée qui lui avait été faite. » Cette histoire appartient-elle au magnétisme? Si la réponse est affirmative, les incrédules la révoqueront en doute. Si je dis que cette observation est de Tissot, et insérée par Pinel dans sa *Nosographie philoso-phique ,* on n'élèvera pas la moindre suspicion sur sa réalité. De sorte que si la femme dont nous venons de parler eût été soumise à la magnétisation, et fût devenue, ce qui est probable, somnambule et cataleptique, les phénomènes qu'elle aurait alors offerts eussent été simulés pour mystifier l'expérimentateur. Des hommes qui se disent raisonnables peuvent-ils, je ne dis pas admettre , mais ne pas vouloir observer les mêmes faits avec calme et sans prévention?

Comment, m'objectait un incrédule, vous voulez par ce que vous appelez des passes, c'est-à-dire de véritables simagrées, moins que rien, produire un état d'insensibilité telle que l'instrument tranchant ne causera pas la moindre douleur? — Je ne le veux pas, je ne l'ai pas même vu; mais des hommes dignes de foi ont observé souvent ce phénomène. — C'est impossible, votre crédulité ne va pas jusque là, autrement, ne vous plaignez pas si on se moque de vous, lorsque vous affirmez de pareils faits. — De sorte, lui répondis-je, que vous traitez de visionnaires ceux qui les attestent. Direz-vous que M. Bouillaud mérite ce nom? — Qui? M. le professeur Bouillaud, qui parle tant contre les magnétiseurs? — Oui, lui-même; ouvrez le tome III, page 139 du *Dictionnaire de Médecine et de Chirurgie pratiques*, à l'article MAGNÉTISME ANIMAL, vous lirez : « *On ne peut contester la réalité des phénomènes* « *magnétiques, tels que les pandiculations, les* « *bâillements, les mouvements convulsifs, le som-* « *meil*, LE SOMNAMBULISME AVEC INSENSIBILITÉ PLUS « OU MOINS MARQUÉE, *des cris, des rires, etc., etc.* « *On peut vérifier en quelque sorte* A VOLONTÉ *et* « *journellement ces faits.* » — Si M. Jean Bouillaud a écrit cela, dit mon incrédule, j'affirme qu'il est plus curieux, *plus plaisant*, que MM. Petetin, Rostan, Ferrus, Bertrand, Foissac, Kuhnholtz, Berna et consors, puisque ces messieurs parlent plus souvent de la vision sans le secours des yeux que de

l'insensibilité ; que ce dernier phénomène doit donc
être plus rare que celui d'une vision extraordinaire,
et que, par conséquent, M. Bouillaud mérite toutes
les épithètes qu'il a lancées contre les magnétiseurs. — Suspendez votre jugement; écoutez auparavant les raisons de M. Bouillaud : « La seule
« observation que nous ferons, ajoute-t-il, relative-
« ment à ces phénomènes, c'est qu'ils *ne méritent*
« *pas,* à parler rigoureusement, le nom de *magné-*
« *tiques,* puisqu'il est bien reconnu que tous les phé-
« nomènes dont il s'agit peuvent se manifester chez
« divers individus qui n'ont point été soumis à l'épreuve
« du magnétisme, soit par l'effet de certaines lésions du
« système nerveux, soit simplement sous l'influence
« de certaines affections morales. » — M. Bouillaud
donne là de fort mauvaises raisons ; son observation
n'est pas logique. Il est de fait que, d'après lui, les
phénomènes magnétiques sont semblables à certains
phénomènes qui se développent sous d'autres influen-
ces; mais vous êtes d'accord avec lui sur ce point. Vous
ne prétendez pas produire chez l'homme des phénomènes étrangers à la nature humaine. Vous ne possédez pas le don de faire des miracles. Parce que l'insensibilité se manifestera dans certaines maladies
nerveuses, s'ensuit-il que celle produite, et même
à volonté, par la magnétisation, ne mérite nul examen ? Cette dernière en existera-t-elle moins? Sera-t-il
moins utile de la développer dans une infinité de
cas ? M. Bouillaud parlerait tout aussi juste, s'il disait
que l'opium n'est pas narcotique, parce que d'autres

substances possèdent la même propriété ; que la manne n'est pas purgative par la raison que d'autres médicaments jouissent d'une vertu semblable ; qu'un homme n'a pas été assommé d'un coup de massue, parce qu'un autre a été frappé d'une apoplexie foudroyante. Je ne reconnais pas là M. Bouillaud. »

On lit dans le tome III, page 345 de la *Pathologie interne*, par M. le professeur Andral : « J'affirme que, sous l'influence de *certaines manœuvres magnétiques*, par lesquelles l'individu devient somnambule, *il perd toute sensibilité*. En même temps qu'il y a cette insensibilité, il y a isolement complet des personnes et des choses environnantes, tandis que le rapport existe avec la personne qui magnétise. »

Comme j'aime les choses positives, je dois transcrire les faits suivants :

M. Récamier fit appliquer deux moxas, l'un à *Lise Leroy*, l'autre à *Stavin*, qui ne donnèrent pas la moindre marque de sensibilité.

Nous avons vu que M. Kubnholtz a laissé, à trois reprises, brûler et s'éteindre de la cire d'Espagne sur le dos de la main d'une somnambule, sans qu'elle ait témoigné la moindre sensation.

M. le docteur Laffon de Toulouse a une somnambule qui a supporté, sans sourciller, l'ustion de la peau dans toute son épaisseur, sur l'avant bras gauche dans l'étendue de six lignes carrées.

On se rappelle l'extraction d'une dent molaire faite par M. le docteur Oudet à une somnambule qui ne s'en aperçut pas seulement.

M. le docteur Saura rapporte que M. Mortorel, dentiste, passage Delorme, a fait la même opération à M. *Prost*, en présence de M. de Latour et de M. Emmanuel de Las-Cazes. Le Somnambule fut très-étonné de ne pas trouver sa dent à son réveil.

M. Roubière, dentiste de Montpellier, arracha une grosse molaire à Philippine *Bernard*, mise en somnambulisme par M. Kuhnholtz, sans qu'elle fît le plus léger mouvement indiquant qu'elle avait ressenti de la douleur.

M. Fillassier nous a appris qu'une femme qui n'avait jamais voulu se faire opérer d'une tumeur qu'elle avait au cou, tant elle redoutait l'instrument tranchant, se soumit à l'opération pendant qu'elle était en somnambulisme. Cette tumeur, assez saillante, qui avait deux pouces de longueur sur un demi-pouce de largeur, fut enlevée lentement, et le pansement fait, sans exciter la moindre douleur.

Le docteur Elliotson, à Londres, a démontré l'insensibilité sur les demoiselles O'Key, somnambules qu'il avait magnétisées.

On lit dans le *Révélateur de Bordeaux*, mois de mars 1838 : « Un cultivateur de *Condom* était atteint d'un abcès par congestion à la partie supérieure de la cuisse; les gens de l'art décidèrent que la ponction serait pratiquée; mais l'opération exigeait la plus grande prudence et beaucoup de résignation, parce que l'artère crurale traversait la tumeur développée d'une manière effrayante. Le malade fut mis en somnambulisme par M. le comte de

Beaumont; M. le docteur Darrieux fit, avec la plus grande dextérité, l'opération chirurgicale qui avait été jugée nécessaire. A plusieurs reprises, il plongea le stylet dans l'ouverture faite par le bistouri, afin de donner issue à la matière purulente, lorsque son écoulement était empêché par des flocons albumineux. Pendant l'opération, le somnambule demeura immobile comme une statue. Le pansement fut fait ensuite ; l'opéré, rendu à son état normal, répondit à M. le docteur Roque qui lui demanda s'il voulait se soumettre à l'opération : « *Il le faut bien, puisque cela est nécessaire.* » On lui annonça qu'elle était faite : l'étonnement du malade fut à son comble, lorsqu'on lui en fit voir la preuve. »

Madame Plantin, âgée de soixante-quatre ans, affectée d'un cancer au sein qui nécessita l'opération, y fut soumise étant en somnambulisme.

« Le jour fixé pour l'opération, M. Cloquet trouva la malade habillée et assise dans un fauteuil, dans l'attitude d'une personne paisiblement livrée au sommeil naturel. La malade parla avec beaucoup de calme de l'opération qu'elle allait subir. Tout étant disposé pour l'opérer, elle se déshabilla elle-même, et s'assit sur une chaise.

« M. le docteur Chapelain, qui l'avait mise en somnambulisme, soutint le bras droit ; le bras gauche fut laissé pendant sur le côté du corps. M. Pailloux, élève interne de l'hôpital Saint-Louis, fut chargé de présenter les instruments et de faire les ligatures.

« Une première incision, partant du creux de

l'aisselle, fut dirigée au-dessus de la tumeur, jusqu'à la face interne de la mamelle. La seconde, com-
mencée au même point, cerna la tumeur par en
bas, et fut conduite à la rencontre de la première;
les ganglions engorgés furent disséqués avec précaution, à raison de leur voisinage de l'artère axillaire,
et la tumeur fut extirpée. La durée de l'opération a
été de dix à douze minutes.

« Pendant tout ce temps, la malade a continué à
s'entretenir tranquillement avec l'opérateur, et n'a
pas donné le plus léger signe de sensibilité; aucun
mouvement dans les membres ou dans les traits,
aucun changement dans la respiration ni dans la
voix, aucune émotion même dans le pouls, ne se sont
manifestés. La malade n'a pas cessé de présenter cet
état d'abandon et d'impassibilité automatique qu'elle
offrait à l'arrivée de M. Cloquet. On n'a pas été
obligé de la contenir, mais seulement de la soutenir.
Une ligature a été faite à l'artère thoracique latérale
ouverte pendant l'extraction des ganglions.

« La plaie étant réunie par des emplâtres agluti-
natifs, et pansée, l'opérée fut mise au lit, toujours
en état de somnambulisme. »

Au récit d'une pareille opération, c'est plus que de
l'étonnement c'est de l'admiration qu'on éprouve pour
une faculté qui a le pouvoir d'amortir la sensibilité,
de prolonger cet état, et de le faire cesser à volonté.
On s'étonnera un jour que la chirurgie française soit
restée si long-temps sans mettre à profit la belle
observation qu'on vient de lire. Ils sont bien coupa-

bles les hommes qui cherchent à verser le ridicule sur ceux qui amassent à la science des faits si importants. La physiologie, la thérapeutique ordinaire en offrent-elles de semblables? Peut-on citer une préparation médicale qui puisse être si féconde en résultats utiles?

Faites essayer l'emploi du magnétisme contre les névralgies dont les symptômes et la nature ne consistent que dans la douleur vive qu'elles causent, avant qu'elle ait produit des effets funestes dans l'économie animale; contre la migraine si souvent désespérante, la sciatique, les rhumatismes dont les douleurs sont quelquefois si atroces, qu'il semble au malade qu'une main de fer déchire la partie souffrante; contre la rage et le tétanos, maladies que nous ne connaissons pas puisque nous ne savons pas les guérir.

Il y a lieu de croire que des essais magnétiques sur les sourds-muets, sur les aveugles par accidents, sur un grand nombre d'aliénés, offriraient des phénomènes importants, sous le rapport de la physiologie et de l'entendement. Les tentatives de ce genre, faites isolément, ont produit des effets avantageux. M. Deleuze rapporte qu'un sourd-muet entendait le bruit d'une petite cloche au cinquième jour de magnétisation. Nous avons rapporté un fait analogue d'un jeune sourd-muet de Montpellier. En Angleterre, une fille complètement aveugle lisait quoiqu'on eût en outre la précaution de mettre le livre sous les couvertures de son lit. M. Kereff, médecin étranger, a vu l'influence du magnétisme souvent si

20

rapide chez les aliénés, que le passage de la folie à la raison s'opérait subitement; tandis que d'autres fois elle était lente et graduée. Le médecin qui rapporte cette observation, M. Henri Long de la Drôme, a guéri à Montpellier, par le magnétisme, une fille atteinte de folie.

Que les savants animés du progrès et du perfectionnement de l'art de guérir, provoquent de pareils essais ; ils seront suivis de résultats avantageux. On enregistrera les phénomènes tels qu'ils se produiront. Si les observations se font avec ordre, zèle, discernement et persévérance, les fastes de la médecine s'enrichiront de faits du plus haut intérêt.

Mais nous sommes à une époque d'égoïsme. *Le chacun pour soi* ne permet plus d'idées nobles et généreuses, et, dans les actions de chaque homme, nous sommes portés à ne voir qu'un but d'intérêt ou d'amour-propre personnel. Le moment est peu propice à ces expériences; le zèle des expérimentateurs risquerait d'être récompensé par l'outrage. Que ceux qui s'occupent du magnétisme forment un faisceau de leurs travaux; qu'ils popularisent leur doctrine, et ses détracteurs seront réduits au silence.

Du reste, on aurait beau continuer à la nier, à la dénigrer, à la traiter avec mépris, l'on n'arrêtera pas sa marche. Les sophismes peuvent bien obscurcir pendant quelque temps la vérité, mais les faits sont inexorables; ils ne tardent pas à la faire briller de tout son éclat.

Ce que le magnétisme a le plus à craindre, c'est l'enthousiasme outré, irréfléchi de quelques-uns de ses adeptes. Il est des magnétiseurs tellement exaltés par les phénomènes qu'ils développent, qu'ils croient voir, dans l'agent magnétique, la rénovation du genre humain, la cessation de tous les maux ; selon eux, les miracles et les visions fantastiques ne seraient que des phénomènes magnétiques. Cet enthousiasme ridicule, et certainement blâmable, devient le point de mire de nos antagonistes ; ils partent de là pour jeter de la défaveur sur tous les faits magnétiques incontestables, et confirmés par l'observation. Cette manœuvre est-elle due à l'erreur ou à la mauvaise foi? Dans tous les cas, elle serait sans fondement. La chimie cesserait-elle d'être une belle et utile science, si, parmi ceux qui la cultivent, il se trouvait quelqu'un qui rêvât encore la pierre philosophale ?

Quant à nous, qui ne voyons et ne voulons étudier dans le magnétisme que des faits simples, physiques, physiologiques et thérapeutiques, nous serons exacts et froids observateurs, nous ne craignons ni le scepticisme, ni l'incrédulité volontaire ou involontaire de nos adversaires, nous resterons dans le vrai. Nous ne redoutons pas les discussions faites avec calme, loyauté et exprimées d'une manière convenable. Ces discussions tourneraient au profit de notre instruction et à l'avantage d'une doctrine importante, mais encore au berceau.

Les sciences les plus utiles peuvent devenir dangereuses, lorsqu'elles sont pratiquées par des hommes

qui n'en ont fait aucune étude. Le magnétisme exige
de la prudence et de la sagacité pour en obtenir de
bons effets. Il n'y a pas long-temps qu'un étudiant
en droit s'amusa à magnétiser un de ses amis; celui-
ci tomba en somnambulisme. Cet état, méconnu et
mal dirigé par le magnétiseur, fut suivi de convulsions effrayantes. Les personnes, appelées pour donner les premiers soins au malade, et venir en aide à
celui qui était cause de cet accident, firent beaucoup
de mal au magnétisé et aggravèrent son état, en le
maniant et le contenant intempestivement. Au reste,
dans la catalepsie ordinaire et autres névropathies
analogues, il faut, autant qu'on peut, isoler les malades.

Les phénomènes magnétiques sont quelquefois
si extraordinaires, que l'imagination en est effrayée.
Les hommes qui, les premiers, furent chargés d'en
faire l'examen, jugèrent prudent d'arrêter, ou du
moins de modérer la propagation du magnétisme;
ils eurent tort. Ils auraient dû en apprécier sainement
les résultats et en régler l'usage. Les facultés que
Dieu nous a données sont toutes bonnes, a dit saint
Augustin; l'homme les pervertit par un mauvais emploi. Les médicaments les plus héroïques deviennent
des poisons entre des mains inhabiles.

Le magnétisme n'est pas non plus sans danger sous
le rapport de la moralité publique. Le somnambule
est sous la dépendance de son magnétiseur; celui-ci
le conduit à son gré et selon son bon plaisir; l'autre
n'a plus de volonté, n'a plus de pensées qui lui ap-

partiennent. Etre entièrement passif, le magnétisé
n'a pas la moindre souvenance de ses actes lorsqu'il
est rendu à son état normal. On sent toutes les conséquences qui peuvent résulter de cette position, si
celui qui magnétise n'est pas animé de sentiments
honnêtes. Le sacerdoce peut-il être dignement exercé
par un homme hypocrite et corrompu?

Nous ne cesserons de le répéter; il importe que
les hommes de science s'occupent de notre doctrine.
« L'agent magnétique, a dit M. le professeur Rostan,
« donne lieu à des résultats si intéressants, il peut
« avoir sur les progrès de la médecine une influence
« si grande, qu'il ne devrait pas être méprisé par les
« médecins zélés pour leur art et pour le bien de l'hu-
« manité, et même que le gouvernement, tout en dé-
« fendant avec sévérité l'exercice du magnétisme à des
« ignorants, devrait, en imitant les gouvernements
« du nord, provoquer des recherches authentiques et
« légitimes sur ce nouvel agent, instituer des établis-
« sements où des médecins, réunissant la véracité au
« scepticisme, le désir d'apprendre à celui d'être
« utile, la sagacité à l'instruction, enfin, donnant
« toutes les garanties que l'on peut désirer, feraient
« des observations suivies et multipliées, tant physio-
« logiques que pathologiques, sur ce sujet impor-
« tant. »

Le vœu de M. Rostan n'a pas encore été exaucé.
Le magnétisme a fait néanmoins de grands progrès,
malgré les attaques, et plutôt à cause des attaques de
ses adversaires. Deux thèses très-remarquables sur

cette doctrine ont été, dans le courant du sémestre dernier, présentées, l'une à la Faculté de Médecine de Paris, l'autre à celle de Montpellier. L'auteur de cette dernière, M. le docteur Henri Long, a débuté par cette phrase : « Je crois à la puissance physiolo-« gique et thérapeutique du magnétisme ; et comme « ma croyance *est basée sur des faits*, je ne crains « pas de la faire connaître. » M. le docteur Saura ter-mine la sienne par les conclusions suivantes :

« 1° La faculté à laquelle on a donné le nom de « *magnétisme*, existe de l'aveu même de ses antago-« nistes.

« 2° Le magnétisme provoque des phénomènes « physiologiques extrêmement curieux, et dont la « connaissance précise pourra concourir *puissam-« ment* au progrès de la médecine.

« 3° Le magnétisme a été (toujours de l'aveu de « ses adversaires), dans beaucoup de cas, un moyen « thérapeutique précieux, puisqu'il a suffi *pour* « *triompher* de certaines maladies contre lesquelles « les secours de notre art sont presque toujours im-« puissants.

« 4° Il est par conséquent non-seulement *anti-lo-« gique*, mais encore *insensé*, de proscrire, comme « on l'a fait plus d'une fois, les discussions et les « travaux sur ce sujet ; on devrait, au contraire, les « provoquer, les encourager dans l'intérêt *bien en-« tendu* de la science, et sans doute aussi dans celui « de l'humanité. »

Lorsque la physique, la chimie, l'anatomie, la

physiologie, la pathologie comparées, concourent au progrès de la science médicale, une découverte importante, basée sur des observations pratiques si nombreuses, et constatées par des médecins si éminents en savoir, sera-t-elle long-temps frappée d'ostracisme par la passion ou les préjugés de quelques détracteurs? Nous ne le pensons pas. Nous répétons ici ce que nous avons dit ailleurs : « L'art de guérir les hommes est trop noble, il est trop important par le but sublime qu'il se propose, pour ne pas chercher, pour ne pas saisir tous les moyens de le perfectionner et de l'étendre. »

Le magnétisme a de nombreuses découvertes à faire, d'utiles observations à recueillir. Il exigera pendant long-temps un grand zèle chez ceux qui s'en occupent. Aux sarcasmes et à l'animosité de ses adversaires, opposons le calme et le mépris. Ayons toujours présent à l'esprit ce précepte du bon et sage Deleuze : « Ne nous inquiétons ni des contradictions, ni des critiques; nous perdrions nos facultés si notre âme n'était en paix, et si quelque chose pouvait altérer le sentiment de bienveillance qui peut seul la faire agir. »

FIN.

TABLE DES MATIÈRES.

CHAPITRE III.

Des partisans du magnétisme et de leurs adversaires.

CHAPITRE IV.

Expériences magnétiques faites à Paris, constatant la vision à travers un corps opaque.

CHAPITRE V.

Conduite de MM. les membres de l'Académie de Médecine composant la Commission du Magnétisme.

CHAPITRE VI.

Nos deux derniers adversaires.

CHAPITRE VII.

Nouvelles preuves de la Lucidité magnétique.

316 TABLE.

CHAPITRE VIII.

Effets thérapeutiques du Magnétisme.

CHAPITRE IX.

Importance du Somnambulisme magnétique.

FIN DE LA TABLE.

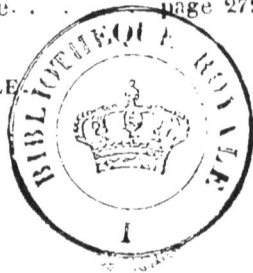

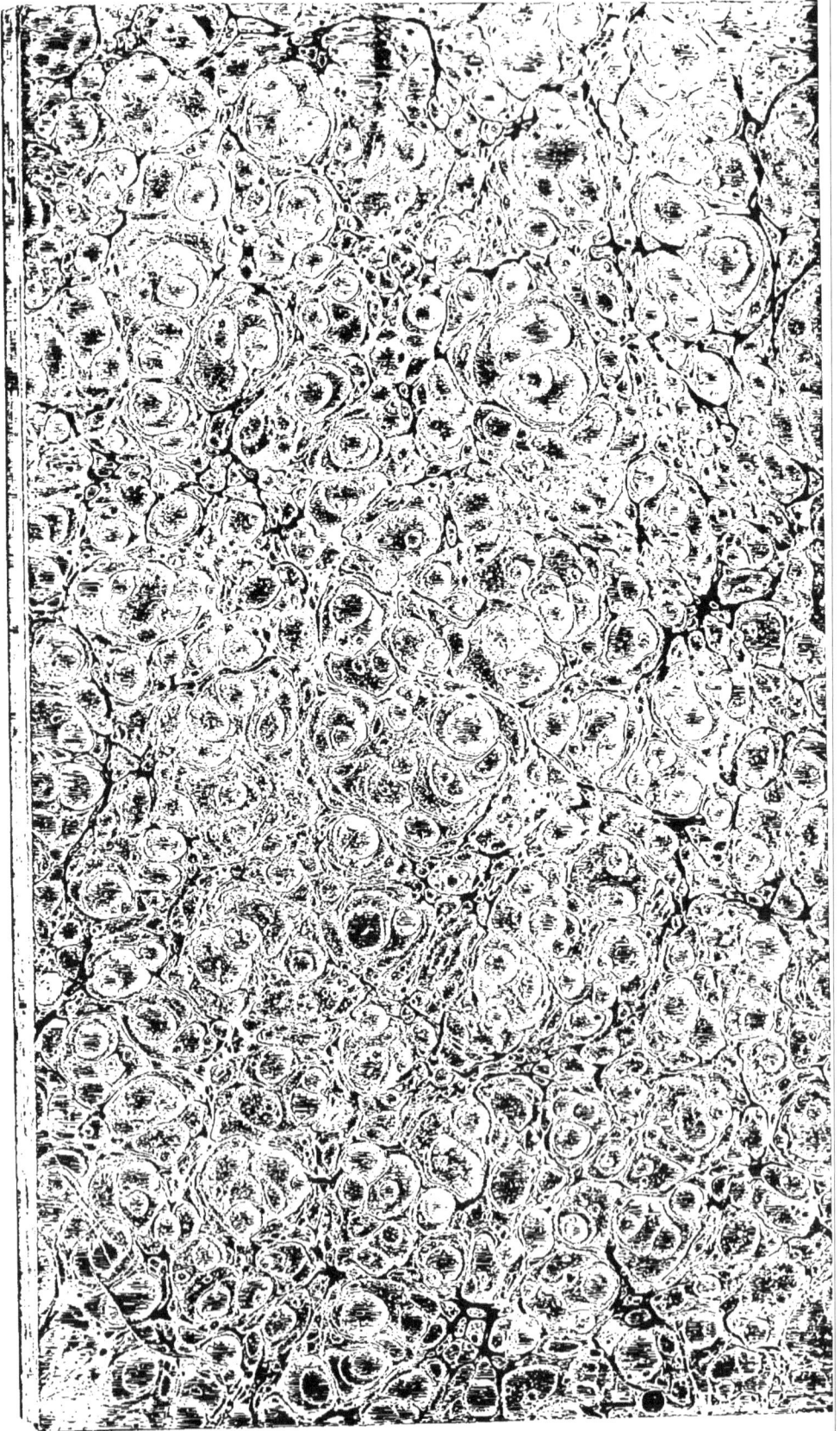

www.ingramcontent.com/pod-product-compliance
Lightning Source LLC
Chambersburg PA
CBHW060139200326
41518CB00008B/1078